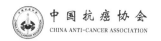

中国抗癌协会
CHINA ANTI-CANCER ASSOCIATION

肾脏保护

中国肿瘤整合诊治技术指南（CACA）

CACA TECHNICAL GUIDELINES FOR HOLISTIC INTEGRATIVE MANAGEMENT OF CANCER

2023

丛书主编：樊代明

主　编：王理伟　陈小兵　黄湘华

　　　　　寿建忠　肖秀英

U0244945

天津出版传媒集团

天津科学技术出版社

图书在版编目(CIP)数据

肾脏保护 / 王理伟等主编 . -- 天津 : 天津科学技术出版社, 2023.3
("中国肿瘤整合诊治技术指南(CACA)"丛书 / 樊代明主编)
ISBN 978-7-5742-0836-0

Ⅰ. ①肾… Ⅱ. ①王… Ⅲ. ①肿瘤－诊疗②肾疾病－防治 Ⅳ. ①R73②R692

中国国家版本馆 CIP 数据核字(2023)第 030701 号

肾脏保护
SHENZANG BAOHU

策划编辑：方　艳
责任编辑：胡艳杰
责任印制：兰　毅

出　　版：天津出版传媒集团
　　　　　天津科学技术出版社
地　　址：天津市西康路35号
邮　　编：300051
电　　话：(022)23332695
网　　址：www.tjkjcbs.com.cn
发　　行：新华书店经销
印　　刷：天津中图印刷科技有限公司

开本 787×1092　1/32　印张 5.75　字数 80 000
2023年3月第1版第1次印刷
定价:68.00元

编委会

丛书主编

樊代明

名誉主编

刘志红

主　编

王理伟　陈小兵　黄湘华　寿建忠　肖秀英

副主编（以姓氏拼音为序）

方维佳　顾乐怡　李　琦　李小江　路　瑾　任红旗
杨铁军　臧远胜　张　波　张红梅

核心编委（以姓氏拼音为序）

安　刚　车妙琳　陈思宇　陈小兵　陈　瑜　邓立力
范秋灵　傅铮铮　高晓会　葛树旺　耿　刚　宫亚楠
顾乐怡　谷立杰　韩　婷　何丽洁　黄湘华　焦　锋
李国锋　李　琦　李小江　梁　婧　林晓琳　刘东伟
路　瑾　权　明　任红旗　孙吉平　孙振强　万绍贵
王理伟　王建正　王俊霞　王育生　汪　蕊　吴广宇
吴　骏　肖秀英　杨铁军　殷　飞　余红平　张　波
赵　达　周晓峰　朱传营

目录 Contents

第一章

肿瘤肾脏保护

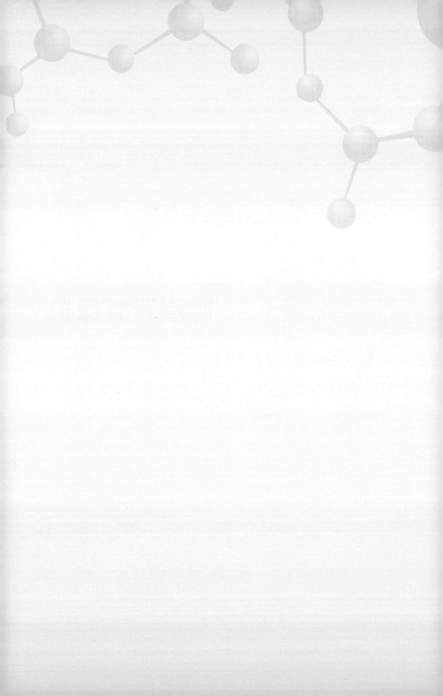

一、肾脏结构和功能

（一）肾脏的结构

肾脏（kidney）是人体重要的实质性器官，形如蚕豆，成对位于脊柱两侧。正常肾脏重为120~150 g，长为11~12 cm。肾脏分上下两端，前后两面和内外两缘。外缘隆凸，内缘近脊柱渐向中央凹陷，为肾动脉、肾静脉、肾盂、神经和淋巴管出入处称肾门（renal hilum）。肾表面自内向外有三层被膜包绕，即纤维膜、肾周脂肪层和肾筋膜。冠状切面，肾实质可分为皮质和髓质两部分。皮质主要位于浅层，呈红褐色，为细小颗粒状，是肾小球、近曲小管和部分远曲小管分布部位；髓质位深层，色浅，呈条纹状，主要由小管结构组成。

肾实质主要由肾单位（nephron）、集合管（collecting ducts）、血管和结缔组织构成。组成肾脏结构和功能的基本单位称肾单位（nephron），包括肾小体（renal corpuscle）和与之相连的肾小管。肾小体由肾小球（glomerulus）和肾小囊组成。肾单位由肾小体和肾小管（rcnal tubulc）构成。

1.肾小球

肾小球由毛细血管襻和包曼囊（Bowman's capsule）组成。毛细血管由内皮细胞、基底膜和上皮细胞组成，构成肾小球特有的滤过屏障（filtration barrier）。肾小球滤过屏障包括：①肾小球内皮细胞表面的细胞衣，也称为多糖蛋白复合物；②毛细血管的有孔内皮细胞；③肾小球基底膜；④足细胞的裂孔隔膜。此外，足细胞下间隙也可能是肾小球滤过屏障的一部分。肾小球是血液超滤的基本结构，滤出液从毛细血管腔内流向Bowman囊囊腔，形成原尿。

2.肾小管

肾小管包括近端小管、髓襻和远端小管。不同节段的肾小管形态和功能都有所不同，且具明显极性。其在管腔侧和基底膜侧分布不同转运蛋白，是水和溶质定向转运的结构和物质基础。

3.集合管

集合管分为皮质集合管、外髓集合管和内髓集合管。集合管主要由主细胞和闰细胞组成，是肾脏调节水和电解质平衡的最后部位。

4.肾间质

肾间质由间质细胞、间质胶原蛋白、微纤维及半流动状态的细胞外基质组成。

（二）肾脏的功能

肾脏的生理功能主要是排泄代谢产物，调节水、电解质和酸碱平衡，维持机体内环境稳定及内分泌功能。

1.肾小球滤过功能

肾脏的血液供应非常丰富，约占全心输出量的25%。通过肾小球滤过的原尿除不含血细胞和大颗粒蛋白外，其余均与血浆相似。肾小球滤过率（Glomerular Filtration Rate，GFR）是指单位时间内肾小球滤过液体总量。成年男性静息状态下约为 120 mL/min/1.73 m^2，女性约低10%。

2.肾小管的重吸收和分泌功能

物质在肾小管的转运方式有5种：扩散、易化扩散、主动转运、内吞和溶剂拽拉。①近端肾小管是重吸收的主要部位。在近端肾小管，原尿中的葡萄糖、氨基酸全部被重吸收，大部分 Na$^+$ 通过钠泵主动被重吸收，同时阴离子 HCO$_3^-$、Cl$^-$ 也随 Na$^+$ 一起被转运。近端肾小管还参与有机酸的排泄。②髓袢在髓质渗透压梯度形成中起重要作用。③远端肾小管重吸收 Na$^+$、排出 K$^+$，以及分泌 H$^+$ 和 NH$_4^+$。此外，肾脏通过肾小球滤过、肾小管分泌和重吸收，在多种外源性物质（包括药物、代谢物和毒素）和内源性化合物排泄中起重要作用。

3.肾脏的内分泌功能

①肾小球旁器分泌肾素，使血管紧张素原转变为血管紧张素I，后者再转变为血管紧张素II，发挥其升压、促进水钠潴留作用。同时表达激肽释放酶-激肽系统所有组分，参与调节肾血流和水盐代谢，并与RAS及其他血管活性物质相互作用，调节血压。②维生素D的生理功能与肾脏密切有关，25（OH）D_3在近曲小管合成的1-α羟化酶的作用下生成生物活性更强的1，25（OH）D_3，参与钙磷代谢调节。③血管升压素在肾脏主要刺激2型血管升压素受体并调节水通道蛋白，从而改变集合管上皮细胞对水的通透性，促进尿液浓缩。④肾脏还能分泌促红细胞生成素，促进红细胞成熟。

二、肿瘤肾脏保护定义与内涵

（一）肿瘤肾脏保护定义

肿瘤患者常合并肾损伤，可由肿瘤本身所致，更多是肿瘤治疗中所致急性和慢性损伤。肿瘤所致的肾疾病，如单克隆免疫球蛋白病相关肾病、多发性骨髓瘤肾损伤、实体瘤所致肾损伤等。肿瘤治疗（手术、化疗、免疫治疗、细胞治疗、放疗、造血干细胞移植等）均可导致肾损伤，其致伤机制、诊断监测、预防措施均缺乏系统深入研究。此外，肾病患者，特别是终末期肾病患者罹患肿瘤风险高于普通人群。男性患者以肝脏、膀胱和肾脏恶性肿瘤最为多见，女性患者以膀胱、肾脏和乳腺恶性肿瘤最为多见。血液透析和腹膜透析患者的肿瘤发生率也不同，腹膜透析患者的膀胱和泌尿道恶性肿瘤、肝细胞癌和甲状腺癌发生率更高。这可能与肾功不全导致的炎症微环境和氧化应激有关，这些都是肿瘤生长的理想条件。不仅如此，随着肿瘤患者存活率改善及人口老龄化，合并慢性肾病者不断增加。这类患者的肾功评估、药量调整、药物清除等缺乏专业指导和管理。上述现状的解决不仅需要肿瘤专家努力，需肾病专家参与，对多学科整合诊治 MDT to HIM 的现实需求催生了肿瘤肾脏病学（onconephrology）。肿瘤肾脏病学主要致力于探讨肿瘤患者肾功能受损的原因及伴肾功不全肿瘤患者化疗及放疗的调整与使用。倡导肿瘤科和肾科医师的密切合作，以保证肿瘤患者能得到最优化治疗方案和更佳临床预后。由此可见，肿瘤与肾病之间的关系错综复杂，"肿瘤肾脏病学"的提出显得尤为及时和重要，相关学科交叉整合，可进一步整合患者诊疗的优化和预后的提升。

（二）肿瘤肾脏保护内涵

1.肿瘤相关肾病的发病机制

按发生机制肿瘤相关肾病可分为3类：肾前性、肾性和肾后性（梗阻性）。肿瘤通过多种途径引发肾损伤，包括直接肾脏浸润，肿瘤生长、蔓延、压迫导致梗阻性肾病，肿瘤代谢和累及内分泌腺体而致各种电解质紊乱，肿瘤产生免疫复合物介导肾小球病变造成肾免疫损伤，肿瘤代谢产物导致肾脏受损等。直接浸润指肿瘤通过血行、淋巴转移或直接浸润肾脏及周围组织，造成肾脏损伤。

其次，高钙血症和低钾血症等也是引起肾损伤的重要原因。高钙血症导致肾损伤多见于多发性骨髓瘤、肺癌、乳腺癌、前列腺癌和甲状旁腺癌等，在恶性肿瘤的发生率高达10%~20%。肿瘤侵犯骨骼或甲状旁腺功能亢进导致血钙、尿钙升高会引发肾小管坏死和肾纤维化等。肿瘤患者钾摄入不足、胃肠丢失过多，部分肿瘤如垂体腺瘤、肾上腺皮质癌、肺癌、胰腺癌、结肠癌等，引起肾上腺皮质激素、肾素、醛固酮水平升高，导致低钾血症。长期低钾血症可进一步引起肾小管上皮细胞空泡变性，肾小管浓缩功能严重障碍，以及肾间质病变。

肿瘤溶解综合征也是造成肾损伤的重要原因，一些进展迅速、分解代谢旺盛的肿瘤以及控瘤治疗均会引起肿瘤溶解综合征。另外，肿瘤释放相关抗原诱导体内产生抗体，抗原抗体结合形成免疫复合物沉积于肾脏也会诱发肾损伤，最常见为膜性肾病。

部分肿瘤患者呈恶病质，合并全身多器官功能衰竭，营养不良，有效循环血容量降低，肾灌注不足，容易导致肾前性肾损伤。如无法及时纠正，可逐渐进展为实质性肾损伤。

2.肿瘤相关肾病的诊断标准

肿瘤相关肾病诊断有以下3条标准：肿瘤通过手术、化疗或其他疗法完全或部分缓解后，肾病得到缓解；肿瘤复发引起肾病复发；肾病与肿瘤之间有明确病理生理学关联，如在肾小球上皮下可检出肿瘤相关抗原（如癌胚抗原或前列腺特异性抗原）和抗瘤相关抗体等免疫复合物沉积。然而，这类免疫复合物沉积并不意味一定是致病因素，可以是肾小球滤过膜对蛋白质渗透性增加而被滤过沉积。

综上所述，肿瘤及相关治疗与肾病发生发展密切相关，肿瘤相关肾病的预后取决于肿瘤恶性程度及肾病严重程度。因此，无论是肾脏科还是肿瘤科的医生，都需提高对肿瘤相关肾病的认识，有利于对其早期发现、早期诊断及早期治疗。肿瘤相关性肾病的发病机制及诊治尚需进一步深入研究。

三、肿瘤相关肾病的流行病学

肿瘤患者的慢性肾病（Chronic Kidney Disease，CKD）和急性肾损伤（Acute Kidney Disease）发病率较显著高于常人。恶性肿瘤患者常多伴糖尿病和高血压等并发症，导致肾病患病率显著增加，肿瘤本身尤其是泌尿系恶性肿瘤，是导致急慢性肾病发生的主要风险因素。

（一）肿瘤相关慢性肾损伤

根据肾功能不全与抗癌药物研究（Renal Insufficiency and Anticancer Medications，IRMA）数据显示，在2010年前后，恶性肿瘤患者CKD患病率达52.9%。虽然血肌酐值显著升高者并不显著，但通过肾病饮食改良公式（Modification of Diet in Renal Disease，MDRD）对其估算肾小球滤过率（estimated Glomerular Filtration Rate，eGFR）进行计算即发现，超半数患者eGFR已下降至 90 mL/min/1.73 m² 以下，更有12%已下降至 60 mL/min/1.73 m² 以下。

肾细胞肿瘤患者肾功能不全发生率则更高。2006年一项回顾性队列研究显示，87%肾细胞肿瘤患者在肿瘤切除术前eGFR已下降至90 mL/min/1.73 m^{2}以下，eGFR低于60 mL/min/1.73 m^{2}的患病率则达26%。不同手术方案对术后肾功能的影响有显著差异。与肾部分切除术比，行肾细胞肿瘤根治术者术后发生eGFR小于60 mL/min/1.73 m^{2}的发生率增加14%，而发生eGFR小于45 mL/min/1.73 m^{2}的概率则增加41%。这一情况在我国则较为不同，2014年北京大学第一医院数据显示，在泌尿外科就诊的肾细胞肿瘤患者，肌酐值无显著下降者为97.7%，其中可归为CKD III-V期仅有5.4%。

从临床诊疗中可见，肿瘤患者罹患CKD与其血肌酐值是否升高并不对等，这一现象在全球普遍存在。在BIRMA（Belgian Renal Insufficiency and Anticancer Medications），仅12.5%肿瘤患者表现为血肌酐值升高（血肌酐值大于1.2 mg/dL），已知CKD患者则为3.9%。然而eGFR低于90 mL/min/1.73 m^{2}者则为64%。另一项研究同样发现，纳入的研究对象中，有22%的肿瘤患者虽然血肌酐值仍高于1.3 mg/dL，但其慢性肾病已达CKD III-V期不等。

近年，我国CKD患病率呈不断增长趋势：2012年，为10.8%；2020年，中部地区已增长至16.8%。与之相似，肿瘤患者CKD患病率也在近10年出现较为显著增长。究其原因，与肿瘤患病率增加，以及糖尿病、高血压、脂代谢异常等影响肾功能的慢性非传染性疾病患病率增长有不同程度相关性。2022年欧洲研究结果显示，在24种肿瘤患者中，CKD Ⅲ-Ⅴ期患病率达到了13.42%，显著高于同期欧洲的非肿瘤患者（8.8%）。其中，CKD 3a期占54.1%，3b期占23.7%，4期占17%，透析前期CKD 5期占5.15%。与前述结果相似，肾细胞肿瘤患者CKD患病率最高，达到50%；其次为尿路系统恶性肿瘤，为33.6%。结肠癌和脑瘤患者CKD患病率在24种肿瘤中最低，分别为5.3%和2.5%。

在当前研究中，CKD定义常用eGFR低于60 mL/min/1.73 m^2为判断标准。根据既往流行病学研究显示，eGFR低于60 mL/min/1.73 m^2患者，罹患终末期肾病（End-Stage Renal Disease，ESRD）甚至死亡风险都显著升高。然而，这一标准并未刻意针对生理性肾小球滤过率下降进行对应调整，众所周知，肿瘤疾病发生主要为高龄人群（年龄65岁以上人群）。随年龄增长，eGFR随之下降。因此，肿瘤患者eGFR下降与年龄之间存在何种关联度，eGFR下降可否完全客观反映其肾功下降程度，一直存在争议。有学者提出，根据年龄分层的CKD定义，应将eGFR下降阈值调整为45 mL/min/1.73 m²，以确保患者肾小球滤过率的下降与所患疾病的独立相关性。

（二）肿瘤相关急性肾损伤

根据全球改善肾脏病预后组织（Kidney Disease Improving Global Outcomes，KDIGO）定义，血肌酐值在7天内较基线升高1.5~1.9倍或48小时内升高0.3 mg/dL，6~12小时内，尿量低于0.5 mL/kg/h，即可定义发生了AKI。在肿瘤患者中，AKI发生率显著高于其他患者及健康人群。

2006年欧洲数据显示，肿瘤患者AKI发生率达25.8%。确诊恶性肿瘤第一年，AKI总体发生风险即达17.5%；其中风险最高的恶性肿瘤为肾细胞瘤，风险为44.0%，对应1012/千人年。随后为肝癌和胆囊癌，确诊后第一年分别为33.0%和33.6%，对应1016/千人年和768/千人年。确诊恶性肿瘤后5年整体AKI发病风险为27.0%。其中最高的为多发性骨髓瘤，为52.7%，对应

125/千人年。随后为肾细胞肿瘤和胆囊癌，确诊后第五年分别为 51.8% 和 42.6%，对应 76/千人年和 131/千人年。

随着对肿瘤相关 AKI 研究不断进展，以及临床诊疗中重视程度增长，AKI 在肿瘤患者的发病率有所下降。2016 年报告，肿瘤相关 AKI 的 5 年综合发生率为 7.8%，对应 27/千人年。其中，发生 AKI 风险最高的肿瘤为肾上腺肿瘤，5 年综合发生率为 38.5%，对应 91/千人年；其次为多发性骨髓瘤和膀胱癌，5 年综合发生率分别为 26.0% 和 19.0%，对应 91/千人年和 72/千人年。肾细胞肿瘤患者 AKI 的 5 年综合发生率依旧较高，为 13.9%，对应 66/千人年。此外，恶性肿瘤分级较高、既往罹患 CKD、糖尿病和高血压，是引起 AKI 发生率增高的风险因素。

特殊人群的 AKI 罹患情况值得关注。在 2018 年一项针对 ICU 住院患者中，肿瘤患者发生 AKI 的研究显示，有 28% 发生了 AKI 3 级，即血肌酐较之基线升高 3 倍，或升高 4 mg/dL，或 24 小时尿量低于 0.3 mL/kg/h。其中 42% 患者最终死亡。整体上，AKI 发生率达到了 59%，90 天死亡率为 37%。在 ICU 肿瘤患者中，罹患 AKI 的最主要病因为败血症、血容量减少导致的灌注不足、尿路梗阻、肿瘤溶解综合征和高钙血症。

（三）肿瘤相关继发性肾损伤

肿瘤作为一种全身性疾病，与不同病理类型肾病均有显著关联，较常见的肿瘤相关肾病包括继发性膜性肾病（Membranous Nephropathy，MN），肿瘤相关性血栓性微血管病（Thrombotic Microangiopathy，TMA），IgA肾病和膜增生性肾小球肾炎等。人群研究表明，年龄是肿瘤相关肾病最为主要风险因素。高于60岁的人群，膜性肾病和IgA肾病是肿瘤相关肾病最高发的两个肾病。

在临床诊疗中，膜性肾病多为原发性膜性肾病，但因肿瘤引起的膜性肾病同样不能忽视。总体上，约10%的继发性膜性肾病与肿瘤相关，占继发性膜性肾病一半。肿瘤相关MN与患者年龄有较显著的正相关性，既往数据显示，55岁以下MN患者肿瘤患病率约为2.2%，65岁以上者超过20%。性别差异在肿瘤相关MN并不显著。引发MN的肿瘤主要为肺癌和胃癌，其次为肾细胞肿瘤、前列腺癌和胸腺瘤，乳腺癌、结直肠癌和胰腺癌等。重度吸烟者是肿瘤相关MN发生的主要风险因素，这与肺癌为SMN的主要病因相互呼应。近年发现，胃癌和支气管癌是由 MN 引发恶性肿瘤中最为主要的两种类型。结合前述研究发现 MN 与肿瘤的发生互为因果关系，也从另一侧面表明在疾病发生机制层面，二者紧密相关。

2021 年报道显示，TMA 患者中，肿瘤相关 TMA 达19.1%。其中 64% 患者为实体瘤，半数伴随肿瘤转移；另 36% 患者为血液系统恶性肿瘤。与非肿瘤相关 TMA 患者相比，肿瘤相关性 TMA 表现为更高龄、男性更多。充血性心衰、慢阻肺、慢性肝脏疾病和糖尿病的患病率也更高。患者入院原因较多集中在发生败血症或弥散性血管内凝血。肿瘤相关 TMA 死亡率也显著高于非肿瘤相关 TMA，达 16.6%。进一步研究发现，肿瘤相关性 TMA 死亡风险比非肿瘤相关 TMA 高 1.6 倍。

实体瘤患者其他肾脏并发症包括微小病变（Minimal Change Disease，MCD）、局灶节段性肾小球硬化症（Focal Segmental Glomerular Sclerosis，FSGS）和膜增生性肾小球肾炎（Membranoproliferative Glomerular Nephritis，MPGN）。发生 MCD 最常见的肿瘤为肺癌、结直肠癌、肾细胞肿瘤及胸腺瘤；FSGS 虽极少发生在实体瘤，但肾细胞肿瘤和胸腺瘤仍有相关报道；MPGN 则与多种肿瘤存在不同程度相关性，包括肺癌、肾细胞肿瘤、乳腺癌、消化系统肿瘤、黑色素瘤以及胸腺瘤。

　　总之，肿瘤患者罹患急、慢性肾病的发病率和患病率在近年均有不断升高趋势，这不仅由于罹患肿瘤人数有所增长，肾毒性药物的应用、肾损伤相关并发症的患病率增加也与之息息相关。同时，肾病患者中恶性肿瘤发病率升高也提示肾病和肿瘤间相互关系十分紧密。加强对肿瘤患者的肾脏保护，密切关注肾病患者早期肿瘤指征，对疾病早期防治、降低疾病负担，意义重大。

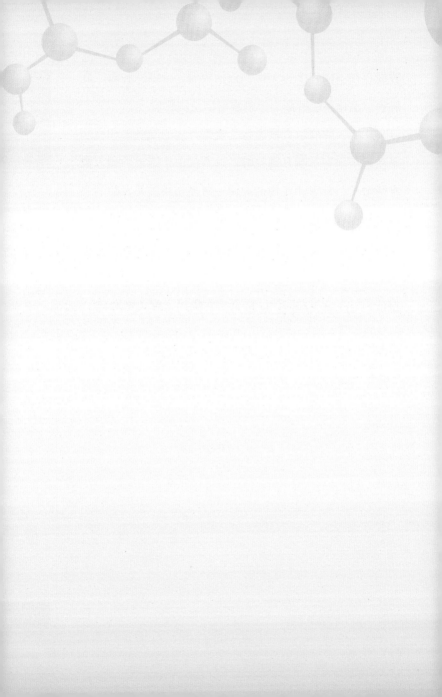

第二章

肿瘤相关肾损伤的临床

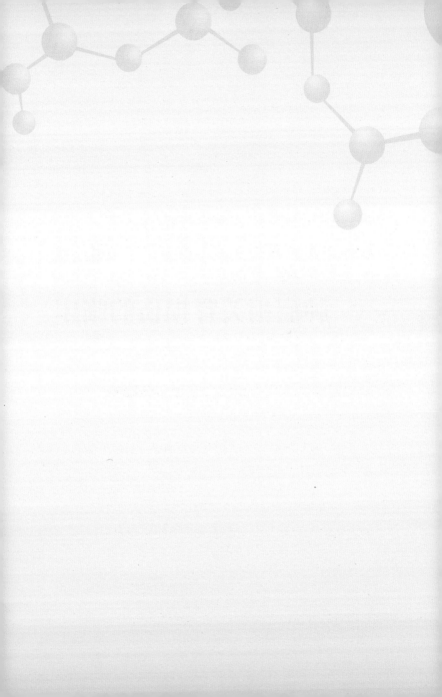

一、肿瘤相关肾损伤的临床表现

肿瘤相关肾病临床表现多种多样，有肿瘤本身病变引发的肾病，还有肿瘤各种治疗引起的肾病。

（一）肿瘤本身引起的临床表现

肿瘤与肾病发生关系密切，可由肾肿瘤破坏肾结构或肾外肿瘤浸润肾脏造成，也可通过压迫肾动脉、输尿管导致缺血性肾病或梗阻性肾病等。临床主要表现为血尿、蛋白尿、肾病综合征、急性肾损伤（AKI）、水电解质紊乱等。

淋巴瘤侵犯肾脏表现：AKI、新发蛋白尿（包括肾病性和非肾病性）、血尿、胁腹痛等。

多发性骨髓瘤：主要表现为蛋白尿、肾病综合征和肾功能不全。偶表现为肾小管功能障碍，包括酸化和浓缩功能障碍、范科尼综合征、轻链管型肾病等。

肿瘤溶解综合征：表现为高尿酸血症、高钾血症、高磷血症、继发性低钙血症、代谢性酸中毒等。当尿酸浓度超过其溶解度导致沉淀可表现为：肾小管内梗阻、肾血管收缩和肾小球滤过率降低。

其他肿瘤浸润性病变：包括恶性黑色素瘤、肺癌、乳腺癌和胃癌等易转移至肾脏，临床表现为高血压、血尿及 AKI。

（二）化疗药物所致肾病

化疗药物引起的肾病肾脏临床表现多样，包括 AKI、伴有多种水、电解质酸碱平衡紊乱的肾小管间质性肾炎、高血压、蛋白尿和肾病综合征，以及血栓性微血管病。化疗对肾脏的影响可根据损伤主要部位来区分，如内皮细胞损伤表现为高血压和血栓性微血管病；系膜细胞和足细胞损伤表现为血尿、蛋白尿和肾病综合征；肾小管损伤表现为 AKI、肾小管酸中毒、范科尼综合征等。

（三）放疗引起的肾病

临床常表现为蛋白尿、镜下血尿、水肿、贫血、高血压和肾功能不全。其分为急性放射性肾病，表现为 AKI 伴有微血管病理性血细胞溶血性贫血、血小板减少、高血压和液体容量超负等；慢性放射性肾病，表现为高血压、蛋白尿、尿浓缩功能减退及慢性肾衰竭等。

（四）靶向治疗引起的肾病

临床主要表现为：蛋白尿、CKD、急性肾小管间质损伤、血栓性微血管病变、肿瘤溶解综合征、高血压及 AKI 等。如抗血管内皮生长因子：引起蛋白尿、肾病综合征、高血压、血栓性微血管病、AKI 等。表皮生长因子受体抑制剂：引起水电解质异常、AKI等。mTOR抑制剂：表现为蛋白尿、小管间质损伤、AKI等。BRAF抑制剂和MEK抑制剂：表现为蛋白尿、AKI和Fanconi综合征等。

（五）免疫治疗引起的肾病

免疫检查点抑制剂（Immune Checkpoint Inhibitor），如程序性细胞死亡蛋白1及其配体（PD-1/PD-L1）抑制剂和细胞毒性T淋巴细胞相关蛋白4（CTLA-4）抑制剂的引起的肾病，临床主要表现为急性肾损伤、电解质紊乱、急性间质性肾炎。CAR-T细胞疗法主要引起急性肾损伤（如肾小管损伤），为多因素所致，最重要原因是低血压导致肾灌注减少，另外，细胞因子介导的血管扩张（IL6、IL1、IL8）降低肾灌注和心输出量造成AKI。此外，还有电解质异常如低磷血症、低钾血症、低钠血症等。

（六）造血干细胞移植引起的肾病

急性肾损伤是造血干细胞移植常见并发症，发病率为30%~70%，肾前性因素是AKI常见原因。慢性肾病发病率为15%~20%，临床主要表现为蛋白尿和肾病综合征；血栓性微血管病（TMA）常在HSCT后6~12个月出现，其他治疗包括放疗、靶向治疗亦是TMA原因，有时诊断较难；病毒相关肾病常由BK多瘤病毒和腺病毒引起，这两者都会引起出血性膀胱炎和间质性肾炎等。

二、肿瘤相关肾损伤的实验室检查

（一）尿液检查

（1）尿常规和尿蛋白定量：尿微量白蛋白和24小时尿蛋白定量检测可用于明确尿中蛋白量。可表现从尿微量白蛋白增加到阳性蛋白尿，甚至大量蛋白尿。

（2）免疫固定电泳：血液系统肿瘤肾病，如多发性骨髓瘤肾病，表现为尿液中单克隆轻链蛋白增多，免疫固定电泳可明确尿蛋白类型。

（3）尿 α_1 微球蛋白、尿 β_2 微球蛋白及尿视黄醇蛋白：可反映肾小管功能损伤，有利于早期发现患者出现的肾损伤。

（4）尿沉渣镜检：不仅可观察尿中红细胞、白细胞、管型及结晶，更可通过分辨尿中红细胞形态，鉴别肿瘤导致肾组织破损出现的正常形态红细胞和肿瘤继发肾实质病导致的变形红细胞。

（二）肾功能检查

（1）血肌酐：是目前最常用肾功指标，检测方便经济。但在肾小球滤过下降至少1/3时才会出现血肌酐升高，因此，血肌酐检测难以早期发现肾损伤。

（2）血清尿素：其水平受多种肾外因素如高蛋白摄入、消化道出血等影响，准确性及敏感性均欠佳，测定血尿素仅可粗略估计肾功能。

（3）血清胱抑素C：对早期评价轻度肾功损伤可能较血肌酐更敏感，临床上广泛开展。

（4）肾小球滤过率：应用血肌酐根据公式换算获得估算肾小球滤过率（estimated Glomerular Filtration Rate，eGFR）更推荐应用于肾功能评估，可早期发现和诊断肾损伤。最常用公式有MDRD，特别是根据我国人群矫正的MDRD公式，以及CKD-EPI公式。

（5）核素肾小球滤过率：被认为是临床评价肾小球滤过率的"金指标"，由于要用放射性核素99锝及检测费用昂贵，无法短期内反复检测。

无论何种肾功能指标，严密监测和动态观察肿瘤患者肾功指标水平的变化，才能早期发现肾功损伤。

（三）其他检查

目前已知肿瘤相关肾病可能存在肿瘤组织与肾脏共同的致病抗原，如肿瘤继发膜性肾病患者中在肿瘤组织和肾组织中都发现有血小板反应蛋白7A域（thrombos-pondin type-1 domain-containing 7A，THSD7A）及神经表皮生长因子样1型蛋白（neural epidermal growth factor-like 1 protein，NELL-1）抗原沉积，因此可对这些患者进行血清THSD7A及NELL-1抗体检测。肿瘤治疗中出现溶瘤综合征可致高尿酸血症及高磷血症肾损伤，应检测血尿酸及血磷水平。

三、肿瘤相关肾损伤的病理诊断

肿瘤与肾病关系非常密切。除肾肿瘤可致肾损伤和肾功能下降外，全身肿瘤，尤其血液系统肿瘤也可产生肾损伤。在肿瘤诊治过程中，特别是控瘤治疗引起的急慢性肾损伤发病率非常高，其病理表现如下。

（一）原发性肾小球病变

（1）膜性肾病：膜性肾病（MN）是实体瘤患者最常见的肾小球病变。最常与MN相关的实体瘤是肺癌、支气管癌和胃癌，其次是肾细胞癌、前列腺癌和胸腺瘤。其他恶性肿瘤有结直肠癌、胰腺癌、食道癌和肝癌。

（2）其他肾小球病变：微小病变疾病（MCD）与肺癌、结肠直肠癌、肾细胞癌和胸腺瘤等实体瘤有关。但很少与胰腺癌、膀胱癌、乳腺癌和卵巢癌有关。局灶节段性肾小球硬化（FSGS）见于肾细胞癌、胸腺瘤，很少见于肺癌、乳腺癌和食道癌。肺癌、肾细胞肿瘤和胃癌患者可出现膜增生性肾小球肾炎。与 IgA 肾病相关的实体恶性肿瘤是肾细胞癌。新月体性肾小球肾炎（CGN）与肾细胞癌、胃癌和肺癌有关。血栓性微血管病（TMA）与产生黏蛋白的胃癌、肺癌和乳腺癌有关。在这些患者，ADAMTS13 活性无异常，对血浆置换反应不佳。

（3）胸腺瘤相关肾小球疾病：MCD 是最常见与胸腺瘤相关的肾小球疾病。其他报道的肾小球疾病有 MN、FSGS、CGN 和狼疮样肾炎。MN 与上皮来源的胸腺瘤有关。MCD 与淋巴细胞占优势的胸腺瘤相关。

（二）血液肿瘤相关的肾小球病变

（1）微小病变：MCD 常与霍奇金淋巴瘤相关，尤其是混合细胞性和结节性硬化类型中。MCD 常在诊断恶性肿瘤时出现，对皮质类固醇治疗反应不佳应怀疑潜在淋巴瘤。

（2）膜增生性肾小球肾炎：慢性淋巴细胞白血病（CLL）最常见的肾小球病变是膜增生性肾小球肾炎

（MPGN），其次是MN。大多数MPGN伴冷球蛋白血症。MPGN和意义不确定的单克隆免疫球蛋白病、具有肾脏意义的单克隆免疫球蛋白血症（MGRS）之间有关。骨髓活检正常的单克隆免疫球蛋白病患者，肾活检组织有颗粒样免疫复合物沉积，这与血清和尿液单克隆免疫球蛋白相关。

（3）骨髓增生异常相关的肾小球疾病：在血液病引起的肾小球疾病中，以霍奇金淋巴瘤与MCD关系最为密切，FSGS也被报道见于霍奇金淋巴瘤，且对化疗反应良好。骨髓增生性疾病包括慢性粒细胞白血病（CML）、真性红细胞增多症（PCV）和原发性血小板增多症。骨髓增生性疾病患者多伴多细胞性系膜硬化，部分伴节段性硬化或TMA病变。原发性血小板增多症和PCV与FSGS和系膜增生性肾小球肾炎有关。PCV和原发性血小板增多症中肾小球疾病患病率为3%~4%。慢性粒细胞白血病最不可能与肾小球病变相关。

（4）浆细胞病可导致淀粉样变性（包括AL和AH）、单克隆免疫球蛋白沉积病（轻链或重链或两者均有）、单克隆免疫球蛋白沉积的增生性肾炎、单克隆冷球蛋白血症、MPGN、C3肾小球病、纤维丝肾小球肾炎（FGN）

和免疫触须样肾小球肾炎（ITG）。FGN 和 ITG 是以组织在肾小球沉积为特征的罕见疾病。

（5）与淋巴增生性疾病相关的其他肾小球疾病：MN 也见于 CLL 患者，但没有 MPGN 常见。这些疾病可以继发于淋巴增生性疾病。与 FGN 相比，ITG 与肿瘤，特别是副蛋白血症和 CLL 更密切相关。肾小球疾病也与噬血综合征有关。噬血综合征也被描述为 T 细胞淋巴瘤。发生肾病综合征的噬血细胞综合征患者的肾活检组织病理可表现为 MCD、FSGS 和 TMA 的肾小球病变。

（三）造血干细胞移植（HSCT）相关的肾小球病变

在 HSCT 患者，肾病范围蛋白尿患者的肾活检病理可为 MN、MCD 和 FSGS。

（1）慢性移植物抗宿主病：HSCT 相关肾小球疾病大多为 MN，其次是 MCD。当 HSCT 患者出现 MCD 时，需排除原发性血液恶性肿瘤的复发。

（2）HSCT 后血栓性微血管病：HSCT 之后的 TMA 也被称为骨髓移植肾病，或在某些特定情况下，称为放射性肾病。HSCT 相关 TMA 的诊断标准包括，血液中出现大于 0.4% 的破碎红细胞、新出现的持续或进行性血小板减少、乳酸脱氢酶突然持续增加以及血清结合珠蛋白减少。

（四）药物治疗相关肾小球病变

（1）传统化疗药物：丝裂霉素 C 是一种烷化剂，可引起 TMA 样综合征，其肾毒性呈剂量依赖性，常在几个月累积剂量为 $40\sim60\ mg/m^2$ 后出现。顺铂和吉西他滨也致 TMA。停药可改善 TMA。氯法拉滨是一种嘌呤核苷类似物，对核苷酸还原酶的抑制可能是该药物导致塌陷性肾小球损伤和/或肾损伤的原因。蒽环类抗生素如柔红霉素和多柔比星，已知会致肾病综合征，导致 MCD、经典型 FSGS 或塌陷型 FSGS、TMA 的肾病理改变。

（2）二膦酸盐诱导的肾小球损伤：帕米膦酸盐用于治疗骨髓瘤中与恶性肿瘤相关的骨病，可导致塌陷型 FSGS。该药物也可导致 MCD。

（3）干扰素诱导的肾小球损伤：干扰素（IFN）-α、-β 和-γ 与中度蛋白尿有关，可致塌陷型 FSGS。也可出现 MCD。IFN-α 用于慢性粒细胞白血病，可致 TMA。

（4）钙调神经磷酸酶和 mTOR 抑制剂：钙调神经磷酸酶抑制剂可致 TMA 改变。组织学上与其他原因所致 TMA 难以区分。肾移植患者用雷帕霉素（mTOR）抑制剂，如西罗莫司、替西罗莫司/坦罗莫司和依维莫司可出现 TMA 和 FSGS。MCD、FSGS、MPGN 和 IgA 肾病也与西罗莫司相关。

（5）分子靶向药物：针对 VEGF 和酪氨酸激酶或多激酶抑制剂的单抗会致高血压、蛋白尿和肾血管损伤，病理表现为 TMA 和 FSGS。VEGF 维持肾小球内皮细胞、足细胞、肾小球膜和肾小管周围毛细血管的正常功能。因此，抑制 VEGF 可致剂量依赖性蛋白尿、血管内皮细胞肿胀和脱落、内皮细胞空泡化、隔膜破裂和 nephrin 下调。抗 VEGF 疗法包括贝伐单抗，酪氨酸激酶或多激酶抑制剂包括舒尼替尼和索拉非尼。在大多数情况下，蛋白尿和高血压随着治疗停止而消失或显著改善。在肾活检中，VEGF 抑制剂常见肾脏病理表现为 TMA，酪氨酸激酶或多激酶抑制剂肾病理表现为 MCD 或 FSGS。

（6）蛋白酶体抑制剂相关肾小球疾病：硼替佐米会导致 TMA，但其肾毒性不常见。卡非佐米是第二代蛋白酶体抑制剂，该药物可能导致 TMA。

（7）免疫检查点抑制剂相关肾小球疾病：免疫检查点抑制剂主要包括抗人细胞毒性 T 淋巴细胞抗原 4（CTLA-4）单抗和程序性死亡蛋白-1（PD-1）抑制剂。肾损伤的最常见组织病理表现为急性间质性肾炎（AIN），仅7%表现为肾小球损伤，常见的为寡免疫复合物肾血管炎、足细胞病和C3肾小球病。其他报道肾小球损伤有IgA肾病、狼疮性肾炎和TMA。

（五）肾小管间质性损伤病变

许多恶性肿瘤及其治疗也可致肾小管间质性损伤，主要表现为AIN和急性肾小管坏死（ATN）。

（1）实体瘤相关：肾细胞肿瘤手术切除导致肾单位减少过多、术中肾动脉阻断缺血过久，可致AKI。

（2）恶性血液病相关：骨髓瘤或浆细胞病患者可因轻链阻塞肾小管或巨细胞对肾间质损伤导致管型肾病。也可损伤远端小管致Fanconi综合征、ATN或间质纤维化。造血干细胞移植相关肾病常见表现为ATN。

（3）药物治疗相关：对比剂可对肾小管细胞直接产生毒性，或肾血管收缩引起的肾髓质缺氧。传统化疗药物如顺铂可能导致ATN和/或ATI，卡铂、奥沙利铂等可能导致ATI。异环磷酰胺、培美曲塞、唑来膦酸盐都可能导致ATN。大剂量甲氨蝶呤治疗（1~12 g/m²）可发生肾毒性，长期常规给药很少发生。AKI主要由直接肾小管损伤（形成与远端管状管腔中MTX/7-OH MTX晶体的析出）引起。亚硝脲类药物可致慢性间质性肾炎。来那度胺可致AIN。蛋白酶抑制剂硼替佐米可致AIN，但不常见。分子靶向药物如ALK抑制剂和酪氨酸激酶或多激酶抑制剂都可致ATN和/或AIN；BRAF抑制剂导致急性或慢性肾小管间质损伤；EGFR抗体可致远端小管和集合管损伤；mTOR抑制剂可致ATN。免疫检查点抑制剂相关肾损伤中，93%为AIN；CTLA-4的单抗典型肾损伤病理表现为AIN；PD-1抑制剂肾损伤常表现为AIN或ATN。

（4）放疗相关：放射性肾炎与电离辐射致肾组织坏死、萎缩和硬化等有关。（具体表现详见第四章。）

（5）肿瘤异常代谢产物损伤肾脏：溶瘤综合征产生的尿酸等堵塞肾小管，导致管型肾病。高钙血症导致肾小管间质损伤。

综上所述，鉴于肾病与肿瘤的相关性，对肾穿刺组织检查提示有继发性MN特征，或病理学类型为MCD、MPGN但伴不明原因贫血、血清蛋白电泳异常或肝、脾、淋巴结肿大等患者尤其应行肿瘤筛查。肾脏病理学检查对明确诊断肾脏病具有重要意义。新发蛋白尿（大于

1 g/d）或肾功减退者，若无法明确其病因且确诊可能改变原有治疗方案时，应考虑肾穿刺活检病理学检查。对拟行手术治疗的肾细胞肿瘤患者，应完善非肿瘤部位肾组织病理学检查，以明确有无共存肾病。无肿瘤活动且预后良好者行肾穿刺活检的适应证应与一般人群相似。

四、肿瘤相关肾病的鉴别诊断

肿瘤相关肾损伤可表现为多种形式，如急性肾损伤（AKI）、慢性肾脏病（CKD）、血尿、蛋白尿、肾炎综合征、肾病综合征，以及各种电解质紊乱等。

（一）实体瘤相关性肾损伤

多种恶性实体瘤均可引起肾损伤，其中以肾细胞肿瘤、胃癌、肝癌、膀胱癌、肺癌、乳腺癌最为常见。肿瘤转移至肾脏影像学表现为双侧，多局灶实质结节或单一外生性病变。大多数病例临床症状不明显，部分可能出现高血压、腰痛和血尿。肿瘤相关肾病病理学类型多样，以副肿瘤性肾小球疾病为例，包括 MCD、膜增生性肾小球肾炎、系膜增生性肾小球肾炎、IgA 肾病、FSGS、膜性肾病（MN）、新月体肾炎、血栓性微血管病（TMA）、淀粉样变、抗肾小球基底膜肾炎、抗中性粒细胞胞质抗体（ANCA）相关性血管炎等。MN 是实体瘤相关肾小球疾病最常见的病理学类型，与肿瘤抗原介导的免疫复合物形成有关，需与原发性MN鉴别。肾穿刺活组织检查有助于鉴别两者。实体肿瘤相关膜性肾病与原发性膜性肾病的鉴别要点见表1。

表1　实体瘤相关膜性肾病与原发性膜性肾病的鉴别要点

		实体瘤相关膜性肾病	原发性膜性肾病
病史		大于65岁	相对年轻
		吸烟史：大于20包/年	无吸烟史
		可于肿瘤病史1年之内发生	无肿瘤病史
血清标志物		抗PLA2R抗体阴性部分患者抗THSD7A抗体阳性	抗PLA2R抗体阳性少数患者抗THSD7A抗体阳性
肾组织学		免疫复合物沉积于上皮下，也可见沉积于内皮下以及系膜区	免疫复合物仅沉积于上皮下
		肾小球IgG1/IgG2沉积为主	肾小球IgG4沉积为主
		肾小球PLA2R染色阴性或正常	肾小球PLA2R染色增强
		每个肾小球大于8个炎症细胞	每个肾小球小于8个炎症细胞
治疗反应		肿瘤经有效治疗，肾病缓解	常规免疫抑制治疗有效

对60岁以上的IgA肾病应除外实体瘤相关肾病。多数患者临床表现轻微，表现为无症状性血尿或（和）蛋白尿，约半数在术后2~3个月尿检异常可消失。实体瘤

所致过敏性紫癜比较少见。在成人患者中，与恶性肿瘤相关的过敏性紫癜易出现肾受累，病理表现常为毛细血管内增生性肾小球肾炎。实体瘤引起肾小球微小病变的较少见，常为肾病综合征表现，多数患者肾功能正常。与原发性微小病变的主要不同点是多数患者发病年龄均超过65岁。有7%~9%新月体肾炎为实体瘤损伤表现，尤其在40岁以上新月体肾炎患者中。临床和病理表现与特发性新月体性肾炎相似，部分患者可出现ANCA相关性血管炎的相应表现。如胃癌、肺癌及乳腺癌细胞产生的黏蛋白与血栓性微血管病（TMA）发生有关。肿瘤相关TMA患者ADAMTS13活性下降不明显，对血浆置换治疗反应较差，预后较差。

（二）非实体瘤相关性肾损伤

（1）多发性骨髓瘤可见尿路感染，骨骼破坏，髓外瘤细胞侵犯肝、脾、淋巴结、肾脏，免疫功能异常等，可以根据血清或（和）尿M蛋白鉴别。

（2）白血病常见感染、出血、贫血、器官浸润；病理学检查可见骨髓象异常。在血液病引起的肾小球疾病中，以霍奇金病与MCD的关系最为密切，主要由T细胞功能缺陷所致。

（3）淋巴瘤：以无痛性淋巴结肿大为多见症状，采取淋巴结组织学或影像学确诊淋巴瘤，肾活检和免疫组化对早期诊断和预后评估有必要。病理学类型为MCD但伴不明原因贫血、血清蛋白电泳异常或肝、脾、淋巴结肿大等尤其应行肿瘤筛查。肾脏病理学检查对明确诊断肾病具有重要意义。以"具有肾脏意义的单克隆免疫球蛋白血症（Monoclonal Gammopathy of Renal Significance，MGRS）"为例，只有肾穿刺活检能证明M蛋白的肾毒性。对一些肾穿刺活检病理学结果符合C3肾小球病的患者，若免疫荧光检测未发现隐藏的M蛋白，则可漏诊MGRS，将患者误诊为单纯C3肾小球病。此外，部分伴有单克隆免疫球蛋白沉积的增生性肾小球肾炎（MGN）患者的血清和尿液中无法检出M蛋白，骨髓穿刺活检亦可能无法检出浆细胞或B细胞克隆，仅能在肾脏中检出M蛋白。

相较而言，非实体瘤比实体瘤相关肾损伤发病率高，根据典型临床表现、实验室检查及病理学检查，以此鉴别并不难。

（三）控瘤药物相关性肾损伤

控瘤药物相关急性肾损伤发生率高。肾损伤原因除与肿瘤治疗直接毒性有关外，还包括肿瘤治疗中发生TLS、感染，以及心脏、肝脏等其他脏器功能衰竭等。异环磷酰胺、伊马替尼、吉非替尼、培美曲塞、顺铂、双膦酸盐、甲氨蝶呤等控瘤药物治疗中发生急性肾损伤时应通过肾活检明确肾损伤病理类型，但肿瘤患者伴AKI时肾活检率低，导致肿瘤药物相关AKI的漏诊率较高。

五、肿瘤同时或异时合并的肾病

（一）肿瘤与肾病的同时发现

肿瘤和肾病同时发现的情况较为普遍。横断面研究显示肿瘤患者CKD（定义为eGFR<60 mL/min/1.73m^2）患病率为12%~25%。一项对4 077名肿瘤患者的研究显示，30% eGFR<60 mL/min/1.73m^2，8.3% eGFR<45 mL/min/1.73m^2。特定部位的肿瘤（比如肾脏肿瘤和膀胱肿瘤）患者的CKD患病率更高。肾肿瘤和肾病同时出现，可能由于两者具有共同危险因素，如高血压、糖尿病和肥胖。研究表明，与健康肾脏捐献者相比，肾肿瘤患者中高龄、男性、肥胖、糖尿病和高血压比例更高。肾肿瘤大小、分期和组织学（特别是乳头状癌）与术前eGFR降低和基线CKD分期相关，表明肿瘤本身的物理性质可能导致肾功受损。值得注意的是，许多患者在部分或根治性肾切

除术时发现有之前未被识别的肾病。研究表明，肾脏间质纤维化和肾小管萎缩、严重动脉硬化、女性及肾部分切除或根治性切除时CKD病史是基线检查时eGFR降低的独立风险因素。

肿瘤患者需对肾功进行定期监测，以便选择控瘤药物和调整用药剂量。目前，临床上可用放射性核素肾动态显像准确测量肾功能，或通过基于血清肌酐的eGFR公式进行估算。考虑到核素显像方法费时、检测操作烦琐且价格昂贵，eGFR公式估算肾功能仍为首选。目前尚无指南推荐何种eGFR公式更适合肿瘤患者肾功评估。不少研究报道，肿瘤患者蛋白质摄入和肌肉含量较低，血清肌酐波动大，采用eGFR公式估算肾功存在一定误差。在同时存在肿瘤和肾功不全（eGFR<60 mL/min/1.73 m²）的患者中，5%~15%患者估算出的肾功处于正常范围。因此，在临床中对同时发现肿瘤和肾病患者采用eGFR公式进行肾功评价时需谨慎，未来亟须更多研究开发适合肿瘤患者肾功评估的新方法或新公式。

1.同时发现肿瘤和肾病患者的肾素-血管紧张素系统抑制剂的使用

对有肾素-血管紧张素系统抑制剂临床指征（如高

血压、蛋白尿）的CKD患者，应考虑使用血管紧张素转换酶抑制剂（ACEI）或血管紧张素II受体阻滞剂（ARB）。ACEI或ARB可能对控瘤药物血管内皮生长因子抑制剂相关高血压/蛋白尿患者有益，但目前尚缺乏同时发现肿瘤和肾病患者的肾相关结局数据。研究表明肿瘤患者使用ACEI或ARB可使复发风险降低40%，死亡降低25%。ACEI或ARB的临床获益主要在泌尿系肿瘤、结直肠癌和胰腺癌和前列腺癌患者，但在乳腺癌或肝细胞癌中的效果仍有争议。在接受积极全身治疗患者中，ACEI或ARB可能与AKI风险增加相关，对此类患者应采用个体化治疗决策。

2.同时发现肿瘤和肾病患者的贫血管理

目前对肿瘤相关CKD患者纠正贫血治疗的适应证与普通CKD相同。肾性贫血治疗血红蛋白（Hb）靶目标为：Hb大于等于110 g/L，但不超过130 g/L。有脑卒中、冠心病、肿瘤等病史者，应据原发病调整Hb靶目标。有恶性肿瘤病史或活动性肿瘤患者应仔细评估肿瘤进展，谨慎使用ESAs。2012年纳入超过20 000名参与者91项试验的Meta分析显示ESA对肿瘤疾病进展无直接影响。进一步注册研究将有助于更好地了解接受ESA治疗的肿瘤患者生存率。在肿瘤患者中评估新型贫血治疗方法，例如缺氧诱导因子脯氨酸羟化酶抑制剂，对同时发现肿瘤和肾病患者的贫血管理具重要意义。

3.同时发现肿瘤和肾病患者中的控瘤治疗

同时发现肿瘤和肾病在接受控瘤治疗前要充分评估患者的肾功和控瘤治疗发生肾损伤的风险。化疗药物，如含铂化合物（尤其是顺铂）、异环磷酰胺、吉西他滨、甲氨蝶呤和培美曲塞可通过多种途径导致肾损伤。其他肾病包括急性肾小管坏死、血栓微血管病（TMA）、足细胞病、肾小管病（范科尼综合征、肾源性尿崩症）、急性/慢性肾小管间质肾炎和结晶性肾病等。抗血管生成靶向药物可致恶性高血压和蛋白尿，相关肾脏病理改变包括TMA、微小病变、局灶节段性肾小球硬化和急性间质性肾炎。免疫检查点抑制剂可引起急性肾损伤和蛋白尿，急性肾损伤的病理改变主要是急性间质性肾炎或急性肾小管坏死，蛋白尿出现的病理基础主要是微小病变和免疫复合物相关肾小球疾病。

（二）肾病与肿瘤

越来越多研究发现慢性肾脏病（Chronic Kidney Disease，CKD）人群恶性肿瘤风险明显升高，合并CKD的恶性肿瘤病死率也明显升高。但CKD登记系统对患者随访期内肿瘤事件的录入信息常不完整，很多CKD患者罹患肿瘤后即转诊至肿瘤科，导致CKD患者肿瘤发生风险被低估。免疫系统紊乱及免疫抑制剂和激素治疗、炎症、肾素—血管紧张素系统的激活、内皮异常、红细胞生成素的应用、尿蛋白增加等都与CKD患者肿瘤发病相关。

1.CKD患者的肿瘤发生

基于中国健康与退休纵向研究（CHARLS）的CKD与肿瘤的研究是迄今为止中国规模最大最新的肾功能和肿瘤相关性的研究，发现eGFR <60 mL/min/1.73m^{2}肿瘤患者整体风险较肾功正常者增加2倍，并呈线性相关。国际上关于CKD患者出现肿瘤的比率，为4.6%~20%不等，多数在10%左右，远高于普通群体。Tendulkar等在20年随访期间发现，20.1%的CKD患者患上肿瘤。最常见的是胃肠道恶性肿瘤、前列腺癌，其他包括尿路恶性肿瘤、肺癌、头颈部癌、妇科和血液系统恶性肿瘤。eGFR<30 mL/min/1.73m^{2}的患者恶性肿瘤风险是eGFR>60 mL/min/1.73m^{2}的患者的1.5倍，与我国CHARLS研究结果相似。

蛋白尿与恶性肿瘤间的关系已讨论了几十年。韩国国民健康数据库8年随访中，群体肿瘤发生率4.6%，但蛋白尿与肿瘤发展风险增加有关（调整后HR1.154，95%CI：1.134~1.173），特别是食道癌、结直肠癌、肝癌、肺癌、肾癌、膀胱癌、前列腺癌和宫颈癌的发病率与蛋白尿程度成比例。同样是韩国涉及1 000万参与者的全国队列研究随访7.3年发现：微量蛋白尿组患肾癌的风险也较高（aHR = 1.19，95% CI：1.07，1.33），4+蛋白尿组的风险增加一倍以上（aHR = 2.08，95% CI：1.16，3.75）。日本在3.7年的随访中发现蛋白尿和肿瘤的死亡风险增加相关，微量、轻度和中重度蛋白尿的风险比分别为1.16、1.47和1.61。目前报道CKD患者肿瘤发生率不均一，可能与随访时间不同、入选范围差异、检测手段不一、种族差异、环境差异等有关，但仍然说明CKD患者肾功能及蛋白尿水平均与肿瘤的高发生风险、高死亡风险相关，CKD患者需对肿瘤进行强化监测。

2.慢性肾病相关治疗与肿瘤发生

慢性肾病不可避免需要应用免疫抑制剂等药物。免疫抑制剂使用改变了免疫状态与表型，降低了免疫细对肿瘤的免疫监测，抗病毒免疫，控瘤效应，可能会直接诱导肿瘤发生。因此2021KDIGO肾小球疾病防治指南即建议对接受免疫抑制治疗患者进行肿瘤相关筛查，包括肿瘤危险因素个体化评估、年龄特异性恶性肿瘤筛查、一年一度的皮肤检查、膀胱肿瘤等。

（1）烷化剂。

环磷酰胺（Cyclophosphamide，CYC）是目前最有效的免疫抑制剂之一，可口服或静脉给药。已有CYC治疗增加白血病、皮肤癌和其他恶性肿瘤风险的报道。治疗累积剂量是烷化剂诱导恶性肿瘤的重要危险因素，累积剂量大于36g的患者风险最高，发生除鳞状细胞癌外所有恶性肿瘤的年龄和性别标准化发病比为3.4（95%CI：1.5~6.4）。在接受CYC治疗后，高达8%的GPA患者可能发生MDS。当累积剂量大于100g时，该比例为13%。一项回顾性研究纳入145例接受口服CYC治疗至少1年的GPA患者，中位随访8.5年和15年后发现，膀胱癌发病率分别为4.8%和16%，在CYC治疗累积剂量大于等于30g的患者，5年时膀胱癌风险接近5%~10%，治疗后20年内均有新发病例。说明CYC的肿瘤风险可能在停药后持续存在数年。烷化剂副作用包括骨髓抑制、感染、性腺毒性、致畸性、膀胱毒性、低钠血症，以及恶性肿瘤风险增加等。CYC的累积剂量是其毒性的主要危险因素。减少累积剂量和用药时间可降低长期风险。例如，采用间歇性冲击给药方案、在病情缓解后将CYC换为其他毒性较弱药物等，既要考虑疗效，又需尽量减少累计剂量，避免副作用发生。

（2）钙调磷酸酶抑制剂（CNIs）。

CNIs以他克莫司和环孢素为代表，目前尚缺乏直接观察CKD患者应用CNIs与肿瘤发生风险的研究，但已有较多移植后队列关注了CNIs后罹患肿瘤的风险。与正常人群比，长期CNIs治疗导致皮肤癌风险增加200倍，且具剂量依赖性。服用他克莫司的移植受体发生非黑色素瘤皮肤肿瘤者占31%，服用环孢素者比例达60.5%。在心脏移植后服用他克莫司患者中，结肠肿瘤最多见。肝移植服用他克莫司后恶性肿瘤以肝癌复发、非黑色素皮肤癌、肺癌、头颈部恶性肿瘤多见。高他克莫司累积量（相当于他克莫司血药浓度首月大于10 ng/mL，第2月起大于8 ng/mL，或3个月时累积暴露量大于840 ng·day/mL，12个月时大于3 050 ng·day/mL）是发生肝移植后恶性肿瘤唯一免疫抑制治疗相关预测因子。环孢素促进肿瘤转化是以剂量依赖的方式抑制DNA修复，促进皮肤癌发生，本身可能就会通过生成TGF-β促进肿瘤进展。此外，环孢素可增加血管内皮生长因子表达，从而增强促血管生成效应并参与肿瘤形成与进展。

（3）抗代谢免疫抑制剂。

抗代谢免疫抑制剂以硫唑嘌呤、霉酚酸酯类药物为代表。人群研究并未发现应用吗替麦考酚酯后恶性肿瘤的风险增高。基于两个大型登记数据研究显示，以麦考酚酯为基础的治疗相比不含麦考酚酯的治疗，恶性肿瘤风险存在下降趋势（但无统计学意义）。

与此相反，有研究报道接受硫唑嘌呤治疗的患者恶性肿瘤相对风险增加50~100倍，最常见肿瘤是皮肤鳞状细胞癌、非霍奇金淋巴瘤、Kaposi肉瘤、宫颈原位癌及外阴和会阴癌。提示：使用硫唑嘌呤治疗患者需要谨慎。

（4）糖皮质激素。

糖皮质激素通过糖皮质激素受体（GR）发挥多种功能，包括阻断淋巴细胞生长或诱导细胞凋亡，是所有淋巴癌治疗的基础。但糖皮质激素也可通过促进肿瘤细胞逃避免疫监视、促进代谢功能紊乱或诱发胰岛素抵抗来促进肿瘤进展。糖皮质激素治疗与较高的原位乳腺癌风险和较低的浸润性乳腺癌风险相关。糖皮质激素可能通过突变雄激素受体或糖皮质激素受体（GRs）驱动前列腺癌生长，提示罹患乳腺癌或前列腺癌的患者使用糖皮质激素需谨慎。

（5）生物制剂。

我国批准上市并已在临床用于肾小球疾病治疗的生物制剂包括：抗CD20单抗、BLyS特异性抑制剂和抗补体C5单抗。

利妥昔单抗（Rituximab）是第一个靶向CD20的单抗，多项利妥昔治疗膜性肾病的临床试验均未提示肿瘤风险增加。一项对323例ANCA相关性血管炎患者恶性风险影响的研究显示：接受利妥昔单抗治疗患者恶性肿瘤风险与普通人群相似，环磷酰胺治疗组的恶性肿瘤风险是利妥昔单抗治疗组的4.61倍。多项研究及荟萃分析提示：利妥昔单抗在淋巴瘤的治疗中不增加继发性肿瘤的风险，但既往有利妥昔治疗淋巴瘤后发生CD20阴性淋巴瘤和实体瘤的病例报道，从开始接受利妥昔单抗治疗到诊断第二恶性肿瘤的中位时间为5个月，最常报告的实体瘤是皮肤肿瘤、CD20阴性淋巴瘤、卡波西肉瘤。

贝利尤单抗（belimumab）是人源化单抗，2020年9月发表的BLISS-LN是迄今为止全球规模最大的狼疮肾炎RCT研究，贝利尤组有偶发3例的报告，但风险与对照组比无统计学差异。2022年荟萃研究分析4 170名患者，发现贝利尤组未提示肿瘤高风险。另外一项7年随访研究也未报道贝利尤组的肿瘤高风险。依库珠单抗（eculizumab）是一种人源化抗C5单抗，报道的药物副反应中肿瘤罕见（0.1%~1%），主要是恶性黑色素瘤、MDS。

肾病常用生物制剂目前已进行的临床试验均未提示肿瘤风险高，偶有发生肿瘤病例报道，但因其免疫抑制作用有潜在肿瘤风险，且生物制剂应用时间较短，数据及副反应报告尚不充分，建议密切监测并评估肿瘤风险。

（6）其他。

CKD治疗会使用部分中药，比如雷公藤、白芍总苷等，部分肾病综合征患者还会使用抗凝剂。这些中药多数具有控瘤作用，比如雷公藤多甙主要用于妇科子宫肌瘤治疗，青藤碱不可用于乳腺癌、肝癌、胃癌等多种恶性肿瘤。但这些中药对肝脏、生殖、血液及心脏均有毒性，使用中需注意配伍。在抗凝剂方面，肝素以及低分子肝素有一定控瘤作用。Kakkar等对385例进展期实体瘤患者给予达肝素钠治疗1年，发现达肝素钠组中位生存期为43.5个月，对照组为24.3个月，对照组3年生存率是36%，达肝素钠组3年生存率为60%，出血风险相似。

综上所述，肾病治疗所需多数免疫抑制剂导致肿瘤发生的风险相对较高。随着医疗水平提高和人均寿命延长，肾病患者数量明显增多。肾病伴随着肿瘤发生、发展而逐渐进展，不仅影响控瘤疗效，限制控瘤治疗的继续实施，其本身对患者预后也产生不良影响。为减少感染及肿瘤发生，在寻求免疫抑制剂使用与肿瘤发生平衡中，需更多临床个体化经验。

（三）肾透析与肿瘤

肾替代治疗是维持终末期肾病（ESKD）患者生命的主要治疗措施，接受透析治疗的ESKD患者发生肿瘤风险增加（血透与腹透之间无明显的差别），恶性肿瘤是透析患者死亡的第三位因素（12%），仅次于心血管疾病（52%）和感染（25%），严重影响透析患者生存质量和生存期。如何对透析患者进行肿瘤早期筛查、诊断与治疗，是肿瘤科和肾病专家需共同关注的问题。

1.流行病学

国外报道，ESKD患者恶性肿瘤发生率3%~13%，国内报道 2.7%~6.0%，透析患者的肿瘤发生风险增加 10%~80%，其中泌尿生殖系统恶性肿瘤发病风险最高，透析患者肿瘤高发为肾细胞肿瘤、膀胱癌、甲状腺癌、尿道上皮细胞和其他内分泌器官的恶性肿瘤，合并肿瘤的透析患者生存率明显降低。

2.发病机制

（1）氧化应激：氧化应激和微炎症状态是引起透析相关疾病的主要原因。血液透析过程增加氧化应激原因：①生物不相容产生的活性氧（ROS）增加；②血液透析清除毒素等废物同时亦清除抗氧化物质如水溶性维生素。氧化应激程度与透析膜类型有关，纤维素膜与聚砜膜比在透析中产生活性氧明显增多。

（2）免疫功能失调：透析患者免疫功能受损包括固有免疫和适应性免疫，免疫激活及免疫抑制均受影响，高容量负荷状态参与免疫激活。不能完全被透析清除的毒素如肿瘤坏死因子α（TNF-α）、糖基化终产物（advanced glycation end products，AGEs），以及血液和透析器相互作用产生的相关因子在患者体内积蓄，均可损伤机体的免疫应答。

（3）病毒感染：透析患者免疫功能受损，感染病原微生物的风险增加，病毒复制增加。透析患者更易感染人乳头瘤状病毒（HPV），血清中EB病毒抗体滴度及病毒载量均高于健康对照组，宫颈癌、舌癌和泌尿系肿瘤的发病率增高，病毒性肝炎在透析患者中发病率高。

（4）药物：透析患者原发肾病治疗中常用激素及免疫抑制剂，有可能损害机体对肿瘤的免疫监管，从而增加肿瘤发生、促进肿瘤生长与转移。环磷酰胺的代谢产物丙烯醛或磷酰胺氮芥是主要致癌物，使膀胱癌、皮肤癌、骨髓增殖性疾病的发生率增高；硫唑嘌呤致癌风险相对较低；环孢素则主要表现在皮肤癌、淋巴癌方面；血透患者中膀胱癌的标准化发生率（SIR）分别为澳大利亚4.8、欧洲1.5、美国1.4，可能与止痛药或马兜铃酸类中药服用史有关；糖皮质激素通过干扰炎症过程、抑制抗原递呈、抑制细胞免疫和部分体液免疫来削弱免疫系统反应能力，从而增加肿瘤风险，危险程度与治疗时间相关；促红细胞生成素具促进血管生成作用，可刺激肿瘤细胞增殖、抑制凋亡，从而促进肿瘤进展。

（5）肾囊肿：透析10年以上，90%患者有获得性肾囊性病。随时间延长，在肾囊肿基础上可继发肾细胞肿瘤。血透合并肾细胞肿瘤以年轻患者、男性多发，癌组织为多中心及双侧，体积小，恶性程度低，预后较好。

（6）营养不良：透析患者营养不良发生率占18%~75%，常伴多种微量元素、维生素不足，与肿瘤的发生有关。比如：镁离子缺失可能提高炎症介质及自由基水平，从而导致氧化应激的DNA损伤，诱发肿瘤发生；叶酸缺乏与结直肠癌、乳腺癌、卵巢癌、胰腺癌、中枢神经系统肿瘤、肺癌和宫颈癌等有关。

（7）尿毒症毒素在体内的堆积：毒素（如亚硝基二甲胺）抑制淋巴细胞功能，使抑癌基因Klotho表达减低，促进肿瘤发生、刺激瘤细胞增殖，抑制凋亡从而促进肿瘤进展。

（8）DNA修复机制改变：透析患者体内DNA修复机制缺陷是其肿瘤发生的一个原因。但亦有研究表明ESKD患者透析后其DNA修复能力会增加。

3.诊断与筛查

（1）肿瘤标志物与ESKD。

无论是否合并恶性肿瘤，CKD患者体内某些肿瘤标志物浓度均可高于健康受试者，如神经元特异性烯醇化酶NSE可出现假阳性结果。血清fPSA、fPSA/PSA、AFP在透析患者中无变化，提示其可作为ESKD患者恶性肿瘤的筛选指标；CA125水平受透析影响可以显著升高但不受肾移植的影响；而CA199、CEA与肌酐清除率的关系研究结果不统一。

（2）筛查。

透析患者应定期做肾脏B超及基本尿液检验，询问血尿病史，HBV及HCV感染者定期做肝B超筛检。当出现不明原因消瘦、食欲不振、难以纠正的贫血和低血糖、无痛性血尿、一过性不明原因意识障碍等均应积极筛查恶性肿瘤。

4.治疗

一般首选手术，如采取化疗，应根据药物的药代动力学特点及能否被透析清除调整药物剂量，如卡铂、甲氨蝶呤等化疗药物需调整剂量，卡铂剂量=AUC×（25+eGFR），AUC为血浆浓度与时间曲线下面积，甲氨蝶呤剂量减少75%；经肝脏代谢的药物如索菲拉尼、伊马替尼、亮丙瑞林等不需减剂量。用药过程中警惕严重不良反应发生，早诊断、及时治疗，可改善预后。

5.危险因素与预后

透析和恶性肿瘤相互影响，互为危险因素。透析合并恶性肿瘤的危险因素包括年龄、贫血、透析龄、糖尿病史、获得性肾囊肿、长期应用镇痛药物、长期口服环磷酰胺、HPV感染、乙型肝炎、丙型肝炎、长期透析免疫力低下、维生素D缺乏、钙磷代谢紊乱等，透析患者合并肿瘤生存率明显降低，血液透析与腹膜透析合并肿瘤5年生存率分别为44%和46.6%，影响透析合并肿瘤患者预后的因素包括：发生肿瘤时的年龄、肿瘤部位、肿瘤类型、恶性程度及有无转移、是否及时治疗、透析充分性等。

（四）肾移植与肿瘤

对终末期肾病患者，肾移植是目前最有效的肾脏替代方案。鉴于免疫抑制剂在抑制移植排斥反应中的显著疗效，肾移植成功率逐步提高，但机体免疫系统监控能力也随之减低，导致更高的恶性肿瘤发生率。据统计，器官移植患者恶性肿瘤整体发病率是未接受移植人群的2~4倍。我国肾移植受者的恶性肿瘤发生率为0.6%~5.2%，且随生存期延长不断升高。肾移植术后常见恶性肿瘤以泌尿系肿瘤为主，约占55.8%，包括尿路上皮癌、前列腺癌等，其次为消化系肿瘤，约占17.8%，另有乳腺癌、甲状腺癌、淋巴瘤等。肾移植术后发生恶性肿瘤成为肾移植人群第二大死因，仅次于心脑血管病。如何防治移植术后肿瘤发生与进展是肾移植领域主要关注点之一。

肾移植术后发生恶性肿瘤是多因素的，包括年龄、性别、透析时间、免疫抑制剂血药浓度、Treg细胞水平、病毒感染、肿瘤家族史等，但尚未明确恶性肿瘤发生的具体机制。缩短透析时间、监测血药浓度及Treg细胞水平、避免病毒感染、改用mTOR抑制剂、重视移植术前的肿瘤筛查，或许能降低移植术后恶性肿瘤发生率，但仍需大样本临床研究进一步探索。推荐各移植中心建立移植和肿瘤登记随访系统，有助于完善移植术后肿瘤发生谱及危险因素，推进风险模型建立，指导临床工作。

肾移植后发生恶性肿瘤因病理类型和分期不同，治疗方式存在显著差异。原则上，应遵循相关肿瘤治疗原则，同时免疫抑制方案需进行调整。整体上，对局限期或局部进展期实体瘤，仍以手术治疗为主，围术期应注意减少使用损害肾功能药物；针对合并转移性肿瘤患者，接受系统治疗时应权衡肿瘤控制疗效与药物对移植器官的损害，建议肿瘤科医生与肾移植专科医生共同探讨治疗方案以实现最优个体化治疗。

原发肿瘤的手术时间与接受肾移植的时间间隔是原

发肿瘤复发或转移的危险因素，所以肾移植术后肿瘤的复发或转移，一直是终末期肾病患者推迟接受肾移植的主要原因。目前针对合并恶性肿瘤手术史的患者接受肾移植手术的时机，尚无统一标准。国外指南推荐，根据肿瘤类型与分期，恶性肿瘤术后2~5年可接受肾移植手术，由于常见肿瘤术后2年是复发高风险期，所以推荐肿瘤术后患者至少等待2年再接受肾移植术。然而，随着人口老龄化增长趋势的日益显现，过久肾移植等待时间增加了高龄人群终末期肾病相关死亡风险，所以应根据患者机体情况与既往肿瘤诊疗情况，制定个体化的肾移植治疗方案。此外，应指出的是，合并恶性肿瘤手术史的患者接受肾移植后全因死亡率高于无恶性肿瘤病史的肾移植患者（HR：1.51）。因此，对肾移植术前合并恶性肿瘤手术史的患者人群，肾移植术后应接受密切随访与管理。

第三章

肿瘤相关性肾损伤的防治

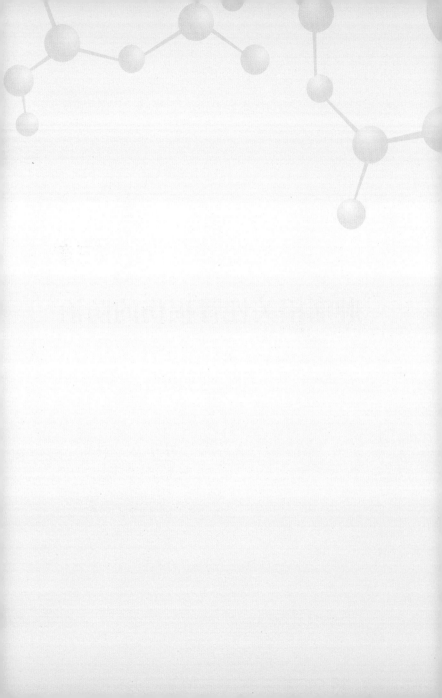

一、实体瘤相关性肾损伤

(一) 肾细胞肿瘤

肾细胞肿瘤是起源于肾实质的恶性肿瘤, 不同病理亚型起源于近曲小管、远曲小管或集合管。肾细胞肿瘤在2016年中国癌症估算死亡人口中, 死亡率达1.95/10 000。肾细胞肿瘤相关肾功能损伤包括急性肾损伤 (Acute Kidney Injury, AKI) 与慢性肾病 (Chronic Kidney Disease, CKD)。约5.1%的急性肾损伤患者, 疾病最终进展为终末期肾病 (End Stage Renal Disease, ESRD)。按导致肾功能异常的原因, 可分为肿瘤自身因素所致肾损伤和肿瘤手术所致肾损伤。

1.肾细胞肿瘤本身导致的肾损伤

肾损伤原因包括肾肿瘤侵犯导致有效肾单位减少、周围正常肾实质受压引发微循环障碍、肿瘤导致局部炎症细胞浸润与炎症因子释放、肾肿瘤静脉癌栓导致血液回流障碍、巨大肾细胞肿瘤压迫肾盂输尿管继发梗阻等。肿瘤溶解综合征在肾细胞肿瘤中少见, 但肾癌可伴有副瘤综合征, 继发高血压、高钙血症等表现, 从而诱发肾损伤。

2.肾细胞肿瘤手术治疗导致的肾损伤

手术是治疗早期与局部进展期肾细胞肿瘤的标准治疗方案，包括根治性肾切除术和肾部分切除术。手术导致肾细胞肿瘤患者术后肾功能损伤的原因分为麻醉因素及肾单位损失两方面，前者主要为麻醉过程血流动力学改变导致肾缺血再灌注损伤以及麻醉药物肾毒性，临床上相对少见；手术所致肾单位损失则可直接降低肾脏功能。对根治性肾切除术，由于患肾切除导致大量肾单位损失，术后短期急性肾功能不全发生率明显升高。而肾部分切除术后急性肾损伤的发生机制是手术切除肿瘤周围部分正常肾组织导致肾单位损失，还与术中常规短期阻断患侧肾动脉对肾实质缺血再灌注损伤以及缝合过程对周围正常肾脏机械损伤相关。此外，手术导致肾功能损伤的原因还包括术中意外损伤肾动脉、腹主动脉、下腔静脉等大血管导致大量出血或术后并发症休克引起的肾血流灌注不足等。肾细胞肿瘤术后22%~42%患者远期发生慢性肾功能不全。

3.肾癌药物治疗引起的肾损伤

晚期肾癌患者以药物治疗为主，目前推荐的药物以血管内皮生长因子-酪氨酸激酶抑制剂为主的靶向药物治疗或者靶向联合免疫检查点抑制剂，但此类肾癌患者多数已接受一侧肾切除，患者肾功能储备减少。而靶向药物的使用均可引起不同程度的肾损伤，肾损伤表现为蛋白尿（13.7%）、肌酐升高（14.6%）、肾衰竭（1.1%）；舒尼替尼、培唑帕尼的肾毒性风险相对较高，而阿昔替尼、索拉非尼可能更为安全。当患者出现蛋白尿，应检查24小时尿蛋白定量，轻度蛋白尿可继续靶向药物治疗，中度蛋白尿应调整药物减量，重度蛋白尿应停用药物。靶向联合免疫治疗造成肾毒性事件主要为蛋白尿、肌酐升高。在肌酐升高方面，"帕博丽珠单抗+阿昔替尼"组合应用相对安全；而"帕博丽珠单抗+仑伐替尼"组合应用，临床上更应关注患者尿蛋白的异常，及时调整药物剂量。

4.肾细胞肿瘤相关肾损伤的早期发现与防治

（1）肾细胞肿瘤相关肾损伤的早期发现。

其早期发现主要包括围手术期监测尿量。术后及时复查血电解质、血肌酐及肾小球滤过率。此外，近年来研究表明相较于血肌酐等指标，血清胱抑素C能更准确评估与反映肾损伤程度，是一种发现早期肾损伤的可靠标志物。

（2）肾细胞肿瘤相关肾损伤的防治。

首先是早期发现肾肿瘤，以获得更多的肾部分切除术机会。大量研究表明，相较于根治性肾切除术，肾部分切除术可降低术后急性肾损伤及远期慢性肾功不全的风险。肾肿瘤大小和分期与手术方案选择密切相关，肾肿瘤越大，肾部分切除术手术难度加大、缺血时间延长，肾功能损伤相应增加。提倡对肾细胞肿瘤高危人群进行筛查以早期发现肾肿瘤。

对合并高血压、糖尿病的患者，积极治疗基础病，纠正血压和血糖异常。合并感染应及时选择肾功能损害较小的抗感染治疗方案，在感染控制情况下尽早停用抗生素。

对肾脏手术患者，术前应充分评估两侧单肾功能，综合年龄、肿瘤大小、位置、分期等情况，综合考量选择手术方案。对技术可行的局限性肾细胞肿瘤，特别是合并有肾脏潜在损害疾病的患者，肾部分切除术可作为首选治疗手段。

腹腔镜下短期阻断肾动脉且创面双层缝合模式是目前最常用的肾部分切除术式，热缺血时间与缺血再灌注损伤及残余有效肾单位是影响术后肾功能的重要因素，因此临床上一定要尽量缩短热缺血时间。近年诸多研究旨在对肾部分切除术技术手段进行改革创新以加强对肾功能的保护。多项研究表明相较传统腹腔镜肾部分切除术，机器人辅助腹腔镜肾部分切除术可进一步缩短热缺血时间从而更好保护肾功能。对特定选择人群，不阻断肾动脉零缺血技术以及分支动脉阻断比完全肾动脉阻断在保护远期肾功能方面具备优势。免缝合及单层缝合技术相较双层缝合可缩短缺血时间。

术前术中的一些创新改良的检查手段也将有利于肾功能保护。术前肾血管三维重建对明确肾脏血管走行及发现解剖变异，降低出血和并发症风险具有重要价值。术中超声有助于明确肿瘤边界，精准切除减少肾单位损失，术中肾脏降温减少正常肾单位的热缺血时间等。

此外，诸多中药制剂的相关研究表明在急性肾损伤控制及慢性肾功不全的肾功能改善方面可能有效，包括金水宝、肾康、灯盏细辛、乌斯他丁、黄芪当归、红花注射液等。金水宝治疗可通过抑制TNF-α的作用防治顺铂化疗相关急性肾损伤，同时荟萃分析显示其对CKD患者具有一定的治疗作用，但这些药物多数在手术相关急性肾损伤患者中缺乏应用，其疗效需要进一步临床研究进行探索和验证。

（二）膀胱恶性肿瘤及上尿路癌

膀胱恶性肿瘤病理类型上主要为尿路上皮癌，其他少见类型有腺癌、鳞状细胞癌等，上尿路上皮癌主要为来源于肾盂、肾盏、输尿管的上尿路上皮癌（Upper Urinary Rract Urothelial Carcinoma，UTUC），是一种发病率相对较低的肿瘤，占所有尿路上皮癌的5%~10%。初诊时约有17%患者合并膀胱肿瘤，术后22%~47%继发膀胱肿瘤，2%~6%出现对侧上尿路肿瘤，即双侧上尿路肿瘤。

膀胱恶性肿瘤及上尿路肿瘤在治疗前或治疗期间可发生肾损伤，其中为肾后性梗阻导致的肾损伤最为常见。

1.膀胱恶性肿瘤累及输尿管口或上尿路肿瘤导致梗阻，引起肾后性肾损伤

膀胱恶性肿瘤合并肾损伤多由膀胱恶性肿瘤累及输尿管口或膀胱三角区、瘤体较大阻塞尿道口或转移灶压迫输尿管造成梗阻引起，导致肾后性肾损伤。据报道，膀胱恶性肿瘤合并肾积水发生率可达29.8%，膀胱恶性肿瘤合并急性肾损伤发生率可达17.8%。肌层浸润性膀

胱恶性肿瘤较非肌层浸润性膀胱恶性肿瘤更易引起梗阻性肾积水，进而引起急性肾衰竭。术前肾积水是膀胱恶性肿瘤患者的独立不良预后因素，合并肾积水的膀胱恶性肿瘤总生存率和肿瘤特异性生存率均明显低于无肾积水的膀胱恶性肿瘤患者。

上尿路肿瘤临床上主要分为低危和高危两种。低危UTUC临床上表现为单发病灶、肿瘤直径小于2cm、尿脱落细胞学为低级别尿路上皮癌、计算机断层扫描尿路造影（Computerized Tomography Urogram，CTU）表现为非侵袭性肿瘤，临床上无输尿管和肾积水的表现。高危UTUC为上尿路肾积水、多发病灶、肿瘤直径大于2 cm、尿脱落细胞学或输尿管镜活检病理为高级别尿路上皮癌或并存尿路上皮癌其他病理亚型、CTU表现为侵袭性肿瘤，因此高危性UTUC常合并有梗阻性肾损伤。邢云超等统计北大医院2003—2013年UTUC，其中87.2%的患者肾小球滤过率（eGFR）大于等于30 mL/min，12.8%的eGFR小于等于30 mL/min，56.9%的患者伴有同侧肾积水，其中16%血肌酐含量大于133 mol/L。

2.手术引起的肾损伤

膀胱癌患者根治性全膀胱切除术后，需要进行尿流改道，而回肠膀胱和原位新膀胱术是目前根治性膀胱切除术后最常见两种尿流改道术式。然而，根治性膀胱切除术围术期总并发症率可达40%~60%，1月内死亡率高达1%~3%。高龄、肥胖、长时间手术、患者基础疾病多是患者围术期导致肾性急性肾损伤的高危因素，而术后伴发肠梗阻、尿瘘、感染等并发症更易导致急性肾损伤发生。据报道，根治性膀胱切除术后发生急性肾损伤可高达22%。此外，输尿管与肠道的吻合狭窄或反流是尿流改道术后导致梗阻性肾积水的常见并发症之一，据报道发生输尿管吻合口狭窄可高达15%，而原位新膀胱患者常因新膀胱功能不佳，导致尿潴留、继发上尿路积水而影响肾功能。同时，膀胱恶性肿瘤根治性切除术后，输尿管再发肿瘤也是引起肾积水的原因之一。

上尿路肿瘤即肾盂及输尿管尿路上皮癌的主要治疗方法为根治性肾及输尿管全长切除和膀胱袖状切除术，因此采取根治性手术切除肾脏后，必然导致全身肾单位的减少，对患者肾功造成进一步损害或出现慢性肾病。虽然有些损害部分可逆，但绝大部分是终身不可逆的。因此，术前充分评估并选择合适的治疗方案对预后和生活质量非常重要。

3.新辅助化疗引起的肾损伤

基于顺铂的联合化疗方案是目前循证医学证据支持的肌层浸润性膀胱恶性肿瘤新辅助化疗方案，然而化疗药物的毒性也可引起肾损伤。据报道，新辅助化疗患者急性肾损伤的发生率可达40.6%，慢性肾病的发生率可达11.1%。近年膀胱恶性肿瘤的新辅助免疫治疗也逐渐在临床上开展，但新辅助免疫治疗也可引起治疗相关肾损伤。

4.临床治疗及处理流程

（1）病因治疗。①积极处理患者合并疾病，控制血压、血糖或尿酸等基础疾病。②中国UTUC患者的发病与服用马兜铃酸相关中草药有关，因此对于UTUC患者，要充分了解用药史，避免服用类似药物。③如为膀胱出口肿瘤堵塞尿潴留，留置尿管引流。④手术治疗解除尿路梗阻：根据膀胱恶性肿瘤的浸润程度和范围可行经尿道膀胱肿瘤电切术切除膀胱肿瘤，输尿管内留置输尿管支架管，引流肾积水的尿液或根治性膀胱切除术解决梗阻性肾积水。⑤停用肾毒性药物：若在新辅助化疗期间出现急性肾损伤，应立即减量、停用或更换化疗药物。

（2）对于上尿路肿瘤，低危患者可考虑保肾术，与患者充分沟通后，通过输尿管镜、经皮肾镜切除UTUC，同时保留同侧肾，以最大限度保留患者的肾功能。对于输尿管下段肿瘤，即使是高危肿瘤，也可考虑保肾手术，可选择输尿管下段加膀胱袖状切除和淋巴结清扫后，进行输尿管膀胱吻合术。

（三）前列腺癌

前列腺癌是男性泌尿生殖系最常见的恶性肿瘤，好发于前列腺外周带，我国前列腺癌发病率和死亡率分居男性恶性肿瘤的第6位和第7位，目前还在逐年上升。研究发现在所有前列腺癌中，约61.7%的患者存在有肾小球滤过率下降，原因不明。

1.肾损伤发病机制

（1）肾前性损伤：中晚期前列腺癌，容易发生盆腔淋巴结转移，当病情加重，可累及腹膜后肾门淋巴结，肿大淋巴结和腹膜后纤维化会压迫肾门血管，造成肾血流灌注不足，进而造成肾功能损伤。

（2）肾性损伤：由前列腺癌引起的肾实质损伤可分2种情况。一为前列腺癌发生肾转移，转移肿瘤组织快速生长，破坏正常肾皮质，但非常少见。二是由药物治疗引起，雄激素阻断疗法（Androgen Deprivation Therapy，

ADT）是晚期前列腺癌传统的药物治疗方式，长期进行ADT治疗发生急性肾损伤的风险增加。原因是ADT治疗会致患者血糖和脂代谢异常，继而引起肾间质内膜扩张和增厚，抑制肾血管舒张功能。研究表明，正接受ADT治疗者发生急性肾损伤相对风险是未接受者的2.68倍，随ADT治疗时间延长，急性肾损伤的风险会随之上升。

（3）肾后性损伤：前列腺癌浸润性生长造成泌尿系梗阻导致肾损伤，在临床上相对常见。局部进展期前列腺癌，肿瘤组织可突破前列腺包膜，侵犯膀胱颈引发膀胱出口梗阻，侵犯膀胱三角区甚至累及输尿管壁，引起输尿管出口梗阻。严重梗阻会进一步造成上尿路肾积水，继而引发肾功能不全表现。

2.临床表现与诊断

前列腺癌所致肾损伤可分为急性和慢性两种，急性肾损伤表现为患者突然少尿或无尿，伴腰部不适，酸痛感，血肌酐、尿素氮和血钾会在短期内急剧升高，常见于前列腺癌浸润性生长引起的尿路梗阻。慢性肾损伤表现为进行性肾功能不全，最终可进展至终末期肾病。对于ADT治疗相关性急性肾损伤，要详细询问病史，了解ADT治疗时长，同时要排除由其他肾毒性物质或肾原发性疾病如肾炎、肾小球肾炎、慢性肾盂肾炎等导致的肾实质损伤。引起尿路梗阻的疾病较多，前列腺癌浸润性生长引起的尿路梗阻需与尿路结石，膀胱或输尿管肿瘤或其他腹部肿瘤恶性侵犯等相鉴别。

3.治疗

对前列腺癌合并中重度肾损伤患者，病情一般较重，应首先明确肾损伤原因，如为梗阻，下尿路梗阻者可考虑留置尿管或膀胱造瘘管，如为肿瘤侵及输尿管下段，往往从膀胱镜下留置输尿管支架管不易成功，而多考虑肾穿刺造瘘以引流尿液，改善肾功能，必要时先接受透析治疗。在前列腺癌原发病的基础上，多选择内分泌药物治疗，待病情好转后再决定其他治疗手段以改善患者生存。

（四）胸部肿瘤与肾病

1.流行病学

随着人口老龄化加速，恶性肿瘤和肾病的发生率逐渐升高。肿瘤肾脏病学的发展使人们逐渐认识到肿瘤与肾病间的密切关系，两者常同时或先后发生，可互为因果，并有相似危险因素（如老龄化）。胸部肿瘤相关肾损伤发生率较低，如胸腺瘤相关性肾损伤的发生率约为2%。

2.病因学

（1）胸部实体瘤本病所致肾损伤。

①转移瘤致肾损伤：主要见于肺部肿瘤和乳腺肿瘤。当肿瘤转移至肾门或腹主动脉旁淋巴结时，压迫肾动脉导致肾缺血或继发性高血压。肿瘤转移，可在微血管形成瘤栓，并使纤维蛋白沉积形成微血栓。红细胞在通过纤维蛋白网时可发生破碎。肿瘤分泌的促凝物质可促进血栓形成，外加瘤细胞对血管内皮损伤，进而可致肿瘤相关血栓性微血管病发生，主要以肺部肿瘤、乳腺肿瘤为常见。

②免疫介导：肿瘤可通过释放肿瘤相关抗原或产生各种免疫因子引起体液或细胞免疫反应，进而介导肾小球疾病发生。某些病毒感染还可同时导致血液系肿瘤（如白血病、淋巴瘤）和肾损伤。肾病主要表现为蛋白尿或肾病综合征，症状大多发生在肿瘤确诊之后或与肿瘤同时出现，也可在诊断前出现。肾病病情常因肿瘤治疗情况波动。当肿瘤根治或缓解后，肾病可缓解或好转；当肿瘤复发或恶化时，可复发或加重。

③代谢异常和电解质紊乱：肿瘤可致营养大量消

耗，肾灌注不足；肿瘤代谢异常（如免疫球蛋白、补体、轻链和尿酸等）及电解质（钙、钠和钾等）紊乱可致肾小管间质损伤。肿瘤溶解综合征常发生在首次化疗后，也可自发出现。由于瘤细胞（比如小细胞肺癌）短期内快速崩解并大量释放核酸（将代谢为尿酸）、磷和钾等，导致高尿酸血症、高磷血症、低钙血症、高钾血症及 AKI 相应症状。

④肾后性梗阻：腹腔或腹膜后淋巴结转移，可压迫尿道而致梗阻性肾病。肾功能恢复主要取决于梗阻程度和持续时间，长时间梗阻将造成肾小管损伤和肾实质萎缩。肾脏结局主要取决于肿瘤本身的治疗。

（2）胸部实体瘤诊治过程所致肾损伤。

①检查相关肾损伤：胸部肿瘤完善分期检查时，需行头颅、颈部、胸腹部等增强 MRI 或 CT 及骨扫描、PET-CT 等，较密集接受造影剂如碘普罗胺等。

②围术期相关肾损伤：根治术是分期较早胸部肿瘤整合治疗的重要组成。肿瘤患者受营养大量消耗，肾灌注不足影响，术中、术后对患者液体复苏时，可能用羟乙基淀粉酶会增加急性肾衰的风险，其分子量较大，不易被代谢，进而聚集在血管，从而使肾功受损，甚至发

生急性肾衰。

③系统治疗相关肾损伤：除ⅠA期及部分ⅠB期非小细胞肺癌外，胸部肿瘤几乎都要接受系统治疗，相关化疗（如顺铂等）、靶向（如贝伐珠单抗等）、放疗、免疫等治疗中引起肾损伤。

3.临床表现

胸部肿瘤相关肾损伤的临床表现隐匿，易被忽视。临床表现无特异性，可表现为血尿和或蛋白尿、肾病综合征、急性肾损伤、慢性肾病及多种电解质（钠、钾、钙和磷等）紊乱等，可伴血压升高。

4.诊断

根据临床症状，结合尿常规、24小时尿蛋白定量、血生化等高度疑诊。确诊需肾脏病理，肾穿刺诊断"金标准"。肿瘤患者肾病的临床表现与肾脏病理的关系，即使相似临床表现也可能是不同病理类型。肾脏病理以膜性肾病、膜增生性肾小球肾炎为常见，可有系膜增生、新月体形成、肾小球硬化或肾小管间质损伤等。其中膜性肾病在肿瘤肾损伤病理类型中最常见，占44%~69%，并发肿瘤发生率为1%~22%。肿瘤相关膜性肾病诊断依赖于二者伴随性，不同研究发病率差别较大。肿瘤相关膜性肾病实体瘤以肺部肿瘤最常见。与控瘤药物（尤其是新型控瘤药物，如分子靶向药物、免疫检查点抑制剂）有关的肾病，临床主要表现为急性肾损伤或蛋白尿，肾脏病理以急性间质性肾炎、血栓性微血管病多见。

5.治疗

明确肾病与肿瘤关系，并予针对性治疗，对改善肾病预后及保障控瘤治疗具重要意义。在控瘤过程中预防治疗相关肾损伤非常重要。对肿瘤所致肾病综合征，按肾病综合征治疗，需关注控瘤治疗与肾病综合征的相互作用。出现肾衰竭者，应尽早安排肾替代治疗。对原发肿瘤，按原则治疗，部分治疗有效后，肾损伤可得好转或恢复正常。

6.预后

肾功能恢复主要取决于肾功能损害的程度和持续时间，长时间损害将造成肾小管损伤和肾实质萎缩。与控瘤药物有关的肾病，约一半经针对性治疗后可缓解或好转。肾脏结局主要取决肿瘤本身的治疗。

（五）腹部肿瘤与肾病

1.流行病学

全球肿瘤相关急性肾损伤占21.3%，40%~45%患者肾损伤在肿瘤确诊前出现；约40%与肿瘤同时出现。腹部实体瘤相关肾损伤确切数据目前未见报道。腹部实体瘤相关肾损伤，以胃部肿瘤、结直肠肿瘤、腹膜后肿瘤多见，肝、胆、胰等肿瘤相对少见。腹腔的肾上腺外嗜铬细胞瘤（腹膜后、腹主动脉旁等）、下腔静脉平滑肌肉瘤、抗利尿激素分泌异常综合征（胰腺肿瘤、十二指肠肿瘤等所致）、中晚期恶性肿瘤瘤栓等均可致肾损伤。早期识别并预防肿瘤相关肾损伤的危险因素显得尤为重要。

2.病因学

（1）实体瘤本病所致肾损伤。

①肿瘤直接侵犯肾脏致肾损伤，如降结肠肿瘤、升结肠肿瘤、下腔静脉平滑肌肉瘤等直接侵犯肾脏；肿瘤挤压肾脏致肾损伤，如腹膜后巨大肿瘤等；肿瘤压迫输尿管造成输尿管及肾盂积水致肾损伤。

②肿瘤引起的免疫性肾损伤：肿瘤相关抗原刺激宿主产生抗瘤抗体，形成可溶性免疫复合物，沉积于肾小球而致病；坏死肿瘤产生大量瘤细胞DNA，使体内产生抗DNA抗体并形成免疫复合物，引起患者肾损伤。

③肿瘤并发症所致肾损伤：肿瘤异常所致的高尿酸

血症及高钙血症、肝脏肿瘤合并大量腹水引起的腹腔间隔室综合征、中晚期肿瘤瘤栓等，肝癌晚期出现肝肾综合征导致肾损伤。肿瘤所致的摄入不足、消耗增加、消化道梗阻、出血、穿孔、休克等并发症导致有效循环血量不足、血流动力学改变等导致肾损伤。

（2）实体瘤诊治过程所致肾损伤。

①放疗、化疗、靶向、免疫等治疗中肾损伤，某些检查所致肾损伤。

②手术治疗相关肾损伤。

a.围术期非手术操作相关肾损伤：术前合并有高血压病、冠心病、慢性肾脏病，及水电解质、酸碱平衡紊乱；术中手术时长、输注液体速度及血压过低；术后使用万古霉素，血容量不足，过度依赖肠外营养等。

b.手术操作所致肾损伤：为切除受侵肿瘤所致直接肾损伤；解剖层次不清损伤输尿管、膀胱及尿道所致继发性肾损伤。

3.临床症状

（1）肾脏表现。

多数表现为血尿、大量蛋白尿、水肿、少尿等，可伴血压升高。当肿瘤直接浸润时，可引起肾区钝痛、胀痛；引起肾小管病变时，还可出现多饮、多尿、夜尿增多等症状；继发尿路感染，会出现发热、尿频、尿急、尿痛等症状。

（2）原发肿瘤肾外表现。

①胃肿瘤：早期症状不明显，肿瘤部位不同症状不同，靠近贲门易表现为进行性吞咽困难，靠近幽门易表现为胃胀，位于胃体不易出现症状。最常见症状有体重下降、腹痛、恶心、厌食、吞咽困难、腹痛、胸痛等。约10%首诊时已出现胃部肿瘤转移后症状，如锁骨上淋巴结肿大、腹水、黄疸、肝脏肿大等。

②结肠肿瘤：主要症状包括排便习惯和粪便性质改变、腹痛、腹部包块、肠梗阻和贫血等。其中，排便习惯改变和大便带血常是最早出现的症状；肿瘤大到一定程度，可自己触及腹部肿块；晚期结肠肿瘤多表现为不全性肠梗阻和贫血，常引起腹胀、阵发性疼痛、大便困难、面色苍白、乏力、消瘦等。

③腹膜后巨大肿瘤：脂肪肉瘤、纤维肉瘤、恶性神经鞘瘤及恶性畸胎瘤等，随肿瘤增大可影响呼吸，上腹饱胀感、下腹部坠胀感。压迫脏器产生刺激症状，有恶心、呕吐；排便次数增多或慢性肠梗阻；腰背疼痛、会

阴部及下肢疼痛；压迫静脉及淋巴管引起下肢水肿等。

④肝肿瘤：早期症状不典型，主要为消化道症状，如上腹部不适、腹胀、食欲缺乏、乏力、时有腹痛胁痛等。晚期症状以肝区疼痛为主，可伴有腹胀、纳呆、呃逆、腹泻、发热、消瘦、乏力、鼻衄、齿衄、呕血、便血及皮下瘀斑等。

4.临床检查

分为肾相关检查和原发肿瘤相关检查（详见第二章节）。

5.诊断

根据血尿、蛋白尿、水肿、少尿、腰背痛等症状，结合体检及血常规、尿常规、24小时尿蛋白定量、血生化、肿瘤标记物、X线、CT、MRI、内镜、病理等即可确诊。

6.鉴别诊断

（1）原发性肾病：当原发肿瘤症状不明显，或以肾脏受累表现为首发症状时，要注意与原发性肾病鉴别。必要时行肾活检以资鉴别。

（2）非肿瘤引起的肾损伤：系统性红斑狼疮、糖尿病等。

（3）原发肿瘤相关鉴别：胃肠肿瘤与胃肠溃疡性疾

病、炎性疾病、Lynch综合征等；肝癌与肝囊肿、肝血管瘤、肝包虫病等。

（4）其他，如肝肿瘤合并大量腹水、胃肿瘤腹腔种植、肠道肿瘤穿孔等。

7.治疗

以针对原发肿瘤治疗为主，肾脏治疗为辅。但在肿瘤治疗过程中需预防治疗相关肾损害，以防肾损害加重。对肿瘤所致肾病综合征，按肾病综合征原则常规治疗；对出现肾衰竭者，给予保护肾功能、适时安排肾替代治疗。对原发性肿瘤，根据治疗原则治疗，部分治疗有效，肾损害可得到好转或恢复正常。

（1）肾损伤治疗。

①对症治疗：注意防治感染、出血、电解质紊乱等对肾功不利因素。②一般治疗：严重水肿、低蛋白血症者，需卧床休息。水肿消失、情况好转后再起床活动。③药物治疗。a.血管紧张素转换酶抑制剂（ACEI）、血管紧张素Ⅱ受体阻断剂（ARB）：在治疗肿瘤同时，可予ACEI、ARB，降低尿蛋白，保护肾功能。常用药物有卡托普利、贝那普利、缬沙坦、厄贝沙坦等。b.利尿药：适于水肿者，据情选择氢氯噻嗪、呋塞米、螺内酯

等，利于利尿消肿。c.激素及免疫抑制剂：适于肾病综合征者，据肾脏病理类型及严重程度，必要时选择激素及免疫抑制剂治疗。常用药物有泼尼松、地塞米松、环磷酰胺等。d.别嘌醇：预防肿瘤溶解综合征。④解除存在的梗阻因素：腹腔肿瘤压迫输尿管导致梗阻，通过经皮肾脏造瘘术或支架植入术来解除梗阻。

（2）手术治疗。

实体瘤肾损伤一经确诊，首先考虑手术切除肿瘤，不能及时切除者可选择放化疗等。据原发肿瘤病理类型、分化程度、临床分期、患者体质状况等整合考虑，选择合理术式。对肿瘤直接侵犯肾脏者，手术后肾损伤可部分缓解或恢复正常。

（3）其他治疗：肾替代治疗、激素治疗、肾移植治疗等。

8.预防

遵循早发现、早诊断、早治疗原则。多数患者肾脏表现为血尿、蛋白尿、水肿、少尿等，可伴轻度肾功减退；少数肾脏表现不明显，或被原发肿瘤症状所掩盖。不同类型实体瘤还会引起肾外症状。肝癌相关肾损伤积极抗病毒、抗肝硬化治疗。选择敏感性标志物，尽早发现和诊断肾损伤，尽早干预，有利于提高肾损伤疗效。

9.预后

腹部实体瘤肾损害的预后，主要取决于原发性肿瘤病理类型、病理分期、对治疗反应等临床病理特征及肾损害严重程度。同时，早发现、早诊断、早治疗尤为重要。随着医学水平提高，早诊率明显提高，多数患者成功接受早期合理治疗，肾功能可随原发肿瘤治疗而得到好转或恢复正常；部分中晚期恶性肿瘤伴肾损伤严重者，治疗难度大，预后差。

（六）妇科肿瘤与肾病

近年肿瘤的诊断、管理和治疗取得很大进展，患者预期寿命已经提高。但肿瘤及其治疗对正常器官造成相当大损害，同时可能出现全身继发性肿瘤风险。其中肿瘤相关肾损伤尤其值得关注。女性生殖系肿瘤（妇科肿瘤，简称妇瘤）相关肾损伤可分为急性肾损伤（AKI）和慢性肾脏病（CKD）。AKI和CKD在妇瘤患者中非常普遍，且与全因死亡风险增加有关。本指南涉及宫颈、卵巢及子宫内膜肿瘤相关AKI和CKD的发病机制及防治策略。

1.妇瘤与肾病

（1）AKI的发病机制。

①前性AKI。

肿瘤患者易受到血流动力学影响，妇瘤亦是如此，60%~80%的患者会出现厌食、恶心和呕吐。需行详细查体早发现容量不足，但敏感性和特异性较低。

高钙血症与肿瘤转移所致钙的溶骨释放或通过释放肿瘤衍生内分泌因子刺激破骨细胞活性有关。高达30%肿瘤伴高钙血症，并通过多种机制引起AKI。在妇瘤，尤其骨转移高钙血症亦常发生。高钙血症通过激活位于髓袢升支粗段的钙敏感器，产生类似速尿效应，导致严重容量损耗。高钙血症还使入球小动脉收缩，肾小球内压下降；磷酸钙晶体沉淀和肾小管堵塞也是肿瘤合并高钙血症发生AKI机制之一。

②肾性AKI。

许多实体瘤和血液肿瘤可累及肾实质。肾转移瘤来源广泛，妇瘤是其中之一。妇瘤肾转移常表现为双侧、多局灶实质结节，也有单一外生性病变报道，发生转移常提示预后不良。妇瘤浸润引起的AKI主要是瘤细胞进展到肾致肾实质受侵犯进而导致肾小球、小管间质和微血管结构破坏，从而使 GFR 下降。多数病例临床症状不明显，部分出现高血压、腰痛和血尿。

③肾后性 AKI。

尿路梗阻常发生在晚期腹部或腹膜后肿瘤，及腹膜后肿瘤转移患者，临床症状与梗阻进展速度及程度有关，缓慢起病及部分梗阻可无临床症状，急性起病的单侧或双侧尿路梗阻可伴腰痛和无尿性急性肾衰（双侧梗阻）。尿路梗阻是妇瘤患者肾后性 AKI 常见病因。常由瘤块引起管内阻塞或肾外梗阻。最常见的肾外梗阻，是由瘤块（如宫颈肿瘤、卵巢肿瘤）压迫输尿管所致，造成输尿管及肾盂积水，从而导致 AKI。即使在无肾积水的情况下，也可因腹膜后肿瘤或腹膜后纤维化包裹集水系统阻止肾盂输尿管扩张，导致尿路阻塞。非扩张性尿路梗阻病（NDOU）是急性肾衰的罕见病因，发生率不到 5%。常与盆腔内恶性肿瘤和导致腹膜后淋巴结肿大和腹膜后纤维化的疾病有关。非扩张性尿路梗阻病作为 AKI 致病原因常被遗漏。临床上，尽管已有慢性尿路梗阻，但患者仍可无症状。急性梗阻可致疼痛和血尿。如未发生完全双侧输尿管梗阻，尿量可能持续存在，因此存在尿液不能排除梗阻。超声、CT、MRI 或核素成像等检查可显示泌尿系统扩张，泌尿系统造影可确定梗阻程度。

（2）CKD的发病机制。

CKD是恶性肿瘤最关键的并发症之一，在许多方面与肿瘤相关。有研究提示，CKD在肿瘤的患病率高于无肿瘤患者，可使患者预后恶化。肿瘤相关CKD的因可分两类。一是直接肾脏受累，包括原发肾肿瘤、转移性浸润、血管或尿路梗阻及副肿瘤性肾小球病；二是治疗并发症，包括肿瘤溶解综合征、肾毒性药物、肾切除术和骨髓移植肾病。急性肾损伤、电解质失衡和酸碱紊乱也在肿瘤相关CKD发生原因。研究表明，妇瘤与CKD呈阳性正相关。

①肾脏直接受累。

妇瘤扩散和生长常直接损害肾组织或阻断输尿管，终致肾功受损。在诊断后1~5年和5~10年间观察到子宫内膜肿瘤患者肾病风险较高。卵巢肿瘤肾盂积水（HR：35.94，95%CI：18.78~68.80），肾脏和输尿管疾病（HR：5.95，95%CI：4.65~7.63）风险增加，且在肿瘤诊断后1~5年内尿液潴留（HR：5.74，95%CI：2.98~11.06）风险增加。肿瘤诊断5年后，卵巢肿瘤患肾盂积水风险高于一般人群（HR：9.10，95%CI：4.29~19.33）。
与肿瘤诊断5年以上一般人群相比，卵巢肿瘤急性肾衰
（HR：2.42，95%CI：1.59~3.69），原因未明的肾脏和输
尿管疾病（HR：2.62，95%CI：1.33~4.04）风险也高于
一般人群。

②电解质紊乱。

妇瘤引起的恶心、呕吐、肠梗阻和腹水等并发症常
致电解质紊乱，尤其卵巢肿瘤发病早期会出现腹膜转
移，大量腹水，易致肠梗阻。

低钠血症（血清钠小于135 mEq/L）常与钠相关体
内总水量过多有关，是肿瘤患者最常见的电解质紊乱。
高钠血症（血清钠浓度大于145 mEq/L）也很常见，高
钠血症使血清渗透压升高至295 mOsm/kg以上，当与高
尿渗透压（通常高于血清渗透压）相关时，提示游离水
过多和/或液体摄入不足。尿渗透压低（通常小于血清渗
透压，接近100 mOsm/kg）可诊断肾源性或中枢性尿崩
症，可通过缺水试验确诊。低钙血症定义为校正后总血
钙小于8.5 mg/dL或电离血钙小于4.6 mg/dL。低钙血症
主要原因是骨形成成骨细胞转移过度摄取导致钙被隔
离。低钾血症被定义为血清钾水平小于3.5 mEq/L，原因

可分为膳食钾摄入不足、肾外及肾钾损失增加，以及钾重新分布到细胞中。

2.妇瘤相关肾损伤的防治

（1）治疗原发病。

明确病因后，首先应积极治疗原发病，常采取手术治疗，术后配以化疗、分子靶向治疗等手段，控制肿瘤细胞不再继续扩散。如肾衰严重，除手术治疗原发病灶，还要保肾治疗甚至血液透析，同时结合中医治疗。不仅抑制肿瘤细胞扩散，还可缓解肾衰症状。

（2）肾前性AKI。

初始治疗直接使用晶体液恢复血管内容量，容量超负荷可用利尿剂。无尿患者会迅速出现液体超负荷，并对利尿剂无反应，此时可行低钙血液透析治疗。初始复苏后可用降钙素或二膦酸盐，常用帕米膦酸盐和伊班膦酸盐。唑来膦酸成功用于血清肌酐小于4.5 mg/dL者，效果及安全性更佳。但对GFR小于30 mL/min/1.73 m^2者，不建议长期使用唑来膦酸。地诺单抗是一种针对核因子κB配体受体激活因子的中和性单抗，已用于肿瘤相关高钙血症治疗。

（3）解除梗阻因素。

尿路梗阻严重程度及持续时间决定恢复期长短。梗阻一旦确诊，应行经皮肾造瘘术（PCN）或输尿管支架缓解。对任何尿路梗阻引起的AKI病例，肾脏适当减压都可能非常有益，在非扩张性尿路梗阻（NDOU）中尤其如此。恶性肿瘤转移和恶性输尿管梗阻是AKI总生存率较低的独立危险因素，中位生存期少于7个月，需判断哪些患者能从有创手术减压中获益。

（4）纠正电解质紊乱。

低钠血症：对低血容量者，应使用等渗液体（例如0.9%生理盐水）行静脉补液。避免低渗液体，会加重低钠血症。对高血容量性低钠血症，应限制液体和盐分，并可根据需要用袢利尿剂治疗。高钠血症：以潜在病因治疗和口服水或低渗溶液（如0.45%盐水或5%葡萄糖）给药为中心，以降低高渗。高钙血症：药物治疗以积极容量复苏为中心，促进钙排泄。呋塞米不再推荐用于高钙血症常规治疗，除非存在容量超负荷。低钙血症：常通过连续静脉输注钙行治疗，并据随后钙水平和症状调整输注速度；同时，应提供肠内钙补充剂及活化形式的维生素 D_3（骨化三醇）。低钾血症：治疗包括静脉或口服钾、增加膳食钾摄入量、避免使用可促进钾丢失的药物（如利尿剂）以及同时性低镁血症的共同纠正，最终需要治疗恶性肿瘤。

（七）神经内分泌肿瘤与肾病

神经内分泌肿瘤（Neuroendocrine Neoplasms，NENs）是一类起源于肽能神经元和神经内分泌细胞，具神经内分泌分化并表达神经内分泌标记物的少见肿瘤。肾原发NENs非常罕见，其发生可能与肾脏先天畸形（马蹄肾）有关。2016版WHO肾脏肿瘤分类将肾中高分化NET、高级别NEC（小细胞和大细胞NEC）及嗜铬细胞瘤/副神经节瘤统称为肾NET。原发性或转移性肾NET可直接侵犯肾实质（包括皮质和髓质），致正常肾单位减少。肾外NENs可转移至肾上腺，转移至肾脏非常罕见。转移性肾肿瘤多呈弥漫性生长、肿瘤包膜缺失、边界不清，对肾实质损伤更大。腹膜后NENs主要见于嗜铬细胞瘤和副神经节瘤。嗜铬细胞瘤通过释放过多儿茶酚胺物质致全身血流动力学改变，影响肾血流灌注；副神经节瘤分泌功能相对较差，但体积一般较嗜铬细胞瘤稍大，可通过压迫肾实质、肾蒂血管和肾盂输尿管，直接或间接造成肾脏缺血，肾实质萎缩，肾组织纤维化，最终导致慢性肾功能不全或肾衰。另外，胃肠道来源的NET可直接压迫或通过腹膜侵犯输尿管，引起输尿管梗阻、肾积水改变。

除直接压迫性机械损伤外，功能性NENs可分泌不同活性物质影响肾功能。嗜铬细胞瘤/副神经节瘤分泌过量儿茶酚胺引起高血压，发生率80%~90%。部分功能性支气管肺和胸腺NENs可分泌5-羟色胺引起类癌综合征，分泌ACTH引起的库欣综合征，会致继发性血压升高和血糖升高。长期高血压可引起肾内小动脉及细小动脉病变，造成动脉管腔狭窄，继发缺血性肾实质损害，并导致肾小球硬化、肾小管萎缩和肾间质纤维化。长期血糖升高可引起慢性肾损伤，持续性白蛋白尿排泄增加，和/或肾小球滤过率进行性下降，最终发展为终末期肾病。胃泌素瘤多引起"卓-艾综合征"，出现顽固性消化性溃疡及慢性腹泻，少数还伴高钙血症及高泌乳素血症。血管活性肠肽瘤分泌大量血管活性肠肽引起严重水泻、低钾血症、胃酸缺乏。严重腹泻可致肾血流灌注不足，引起急性肾损伤。来源于头颈部（包括甲状腺及甲状旁腺）NENs和遗传相关的多发性神经内分泌瘤Ⅰ型（MEN1）常过度分泌甲状旁腺素，引起高血钙、低血磷、高碱性磷酸酶血症。高钙血症使肾血管收缩、肾血流灌注减少、激活髓襻钙敏感受体导致钠丢失、抑制远端肾小管精氨酸加压素活性，引起水排泄增加，造成循环血量不足、从而导致肾急性损伤。此外，高钙血症还可导致钙盐沉积于肾脏并引起肾间质性病变。

NENs导致肾损伤的防治，需积极处理原发病，解除NENs直接对肾脏机械损伤和激素分泌所致间接危害。NENs治疗手段包括手术治疗、放射介入治疗、放射性核素治疗、化学治疗、生物治疗、分子靶向治疗等。疗法的选择取决于肿瘤分级、分期、发生部位及是否具有激素分泌的功能。积极预防和纠正功能性NENs的内环境和酸碱平衡紊乱。

二、血液肿瘤与肾病

（一）白血病与肾病

长期以来，一直有报道血液肿瘤相关肾损伤，但目前针对该病的诊治国内外尚缺乏共识，对该病的认识均来自病例报道。几乎所有肾病（如急性肾损伤、肾小球受累等）均有可能见于淋巴/髓系血液肿瘤。

白血病相关肾损伤主要指白血病细胞直接浸润、代谢产物、免疫反应等导致的肾损伤。

1.流行病学特征

由于发病率低及重视不足，病例数较少，患病率不明确。国外报道7%~34%的血液肿瘤伴肾脏受累，随诊断方法不同，该数值有一定的差异。常引起肾损伤的白血病有慢性淋巴细胞白血病（CLL）、急性淋巴细胞白血病、急性髓系白血病、慢性髓系白血病、慢性粒单核细胞白血病、大颗粒淋巴细胞白血病等。

2.病因和机制

常见白血病肾损害原因包括白血病细胞肾实质浸润、溶菌酶重吸收诱导肾小管坏死等，极少数因横纹肌溶解导致急性肾损伤，具体机制不明确。

3.临床和病理表现

（1）临床表现。

临床主要为急性肾损伤（如血肌酐值在24小时内急速升高、少尿等）及肾病综合征（如水肿、蛋白尿、胸腹水等）相关表现。

（2）病理表现。

主要病理表现为急性间质性肾炎及肾小球肾炎。2015年，Mayo中心指出CLL相关肾损伤最常见的病理表现为膜增生性肾小球肾炎，其中慢性淋巴细胞白血病浸润为主要原因。

4.诊断

确诊依赖肾活检及病理检查，尤其针对肾间质浸润细胞的免疫组化染色，初筛包括肾功能、尿蛋白定量、肾 B 超/MRI 等。肾损害可能为白血病肾脏髓外复发的初始表现，且肾脏髓外复发一般早于骨髓复发，因此，白血病无论初诊与否，当出现不明原因肾功异常时，若无绝对禁忌，建议行肾活检病理检查，及时准确诊断是改变预后的关键。

5.治疗原则

一经确诊应尽早针对白血病本病治疗，白血病缓解可使大部分肾功能逆转。文献报道，CLL 合并肾损害时，氟达拉滨或利妥昔单抗单药治疗可使患者血肌酐下降。

（二）淋巴瘤与肾病

1.淋巴瘤相关肾损伤临床表现

临床症状轻重不一，多有蛋白尿、急性肾功损伤（AKI）、部分以急进性肾小球肾炎（RPGN）起病。肾病理以膜增生性肾小球肾炎（MPGN 样病变）最多见，其次是新月体形成，部分肾小球病变轻微，但肾小管间质病变较重。

2.淋巴瘤相关肾损伤发病机制

①肿瘤直接影响：腹膜后淋巴瘤和肿大淋巴结等压迫泌尿道或肾动（静）脉等损伤肾脏。②免疫反应相关肾损伤：淋巴细胞产生某种毒性物质影响肾小球基底膜通透性；肿瘤相关抗原与免疫球蛋白形成免疫复合物进而引起肾病；外周血出现混合型冷球蛋白等。③肿瘤相关高钙血症和高尿酸血症：急（慢）性高钙血症、高尿酸血症均可导致肾损伤。④治疗相关肾损伤：腹膜后或邻近位置淋巴瘤放疗可致放射性AKI。多种控瘤药物、大剂量化疗后再行造血干细胞移植、免疫治疗和CAR-T治疗等高强度治疗都可致AKI。

3.淋巴瘤相关肾损伤的诊断与鉴别诊断

出现以下情形需考虑淋巴瘤所致肾损害：①出现与肾功能不全不相符合的贫血、白细胞异常增多或减少等造血系统异常；②多发浅表或深部淋巴结肿大、肝脾等结外器官受累；③鼻黏膜损害或特殊皮肤病变；④出现多种自身抗体、血清单克隆轻链、冷球蛋白；⑤肾组织出现灶性聚集且形态单一的淋巴样细胞浸润；⑥肾小球病变轻而肾小球管周毛细血管有大量的淋巴细胞聚集浸润。

4.淋巴瘤相关肾损伤治疗

淋巴瘤相关肾损害并不罕见。对出现单纯肾病变不可解释的临床症状患者，及时行相关淋巴结、骨髓或肾活检确诊对淋巴瘤肾损害诊断有重要意义。

(三) 多发性骨髓瘤与肾病

1.多发性骨髓瘤肾损伤发病率及对生存的影响

多发性骨髓瘤是（Multiple Myeloma，MM）是一种克隆浆细胞异常增殖的恶性疾病，肾损伤是常见临床表现，初诊MM中20%~40%伴肾功能损伤，2%~4%需透析，MM肾损伤可增加早期死亡率，轻链型或IgD型MM肾损伤发生率较高。

2.MM引起肾脏损伤的机制

包括管型肾病、轻链型淀粉样变性、单克隆免疫球蛋白沉积病、近端肾小管病变，以及骨髓瘤细胞肾脏浸润、高钙血症、容量不足、高尿酸血症、肾毒性药物性和对比剂、高黏滞血症、感染等均可引起或加重肾损伤。

3.MM肾脏损伤的治疗

（1）支持治疗：水化；双膦酸盐可快速降低血钙，

但帕米膦酸二钠与唑来膦酸均不可用于内生肌酐清除率小于等于 30 mL/min 者；肾损伤伴高钙血症优先选择地诺单抗，但尚无肌酐清除率小于或等于 30 mL/min 者安全性数据，使用过程中需检测血钙，对比造影剂、非甾体类消炎药、氨基糖苷类抗生素可加重肾损伤。

（2）MM 肾损伤治疗 MM 药物剂量调整：需积极针对原发病治疗。激素冲击疗法有助快速恢复肾功能；硼替佐米、卡菲佐米、沙利度胺、泊马度胺、达雷妥尤单抗、伊莎妥昔单抗、塞利尼索、维奈托克不需因肾功能调整剂量，而来那度胺、美法仑在肾受损患者需据肌酐清除率调整剂量，伊莎佐米仅在肌酐清除率小于或等于 30 mL/min 者需调整剂量。含硼替佐米的三药方案可能优于两药方案。

（3）MM 肾损伤自体造血干细胞移植（ASCT）：ASCT 是适合移植 MM 患者的一线治疗选择，合并肾损害的 MM 患者肾功能经诱导治疗后部分可以完全恢复正常或明显改善，不影响后续 ASCT。即使诱导治疗后肾功能不能完全恢复甚至还需规律血透，也不是行 ASCT 的绝对禁忌证。但需注意肾功能不全使移植相关毒副作用如黏膜炎、感染等并发症增加，因此，需据肾功能下降程度降低预处理药物剂量。G-CSF±趋化因子受体4拮抗剂在伴肾损伤的MM中进行动员较为安全。

第四章

肿瘤诊治相关肾损伤

一、肿瘤诊断用药相关肾损伤

在影像学检查中，会应用不同造影剂对肿瘤进行诊断。大部分造影剂药物原型及其代谢产物需经肾脏排出体外，有些造影剂可通过一种或多种机制发生毒性作用导致肾损害。造影剂肾病（Contrast-Induced Nephropathy，CIN）是指排除其他肾损害因素，使用造影剂48h后，血肌酐升高大于等于44.2 μmol/L或较基础值增加超过25%，是肿瘤诊断中可能出现的严重并发症。超声和CT造影对肾有一定损伤，MRI和PET-CT造影剂一般对肾损伤不大。

（一）超声造影成像

超声造影成像（Contrast-Enhanced Ultrasound，CEUS）可提高B超检查在多种肿瘤诊断中的价值。但超声造影技术造影剂使用可能会带来肾损伤。

1.CEUS相关肾损伤机制和临床表现

超声造影常用造影是六氟化硫微泡，是一种脂溶性超声增强对比剂，由内部包含惰性气体的微泡组成。六氟化硫气体经肺排出，不经肾滤过，不由肾分泌，对肾损伤比较小。六氟化硫导致CIN的机制不清，可能与过敏反应有关，通过激活补体，引起急性间质性肾炎。

临床表现为：①全身过敏反应，主要是药物热、药疹、全身淋巴结肿大、关节酸痛等；②肾过敏反应，表现为无菌性白细胞尿和肾小管损伤，严重时导致继发肾衰。

2.CEUS相关肾损伤的危险因素

①基础肾功能受损：慢性肾功能不全者使用六氟化硫造影剂行超声造影，发生CIN风险增加，尤其是肾小球滤过率小于60 mL/min/1.73 m^{2}时更严重。②糖尿病：糖尿病合并肾小球硬化导致肾缺血，容易造成CIN。③高龄：老年人肾体积减小，且可能合并动脉硬化，造成肾血流量减少，肾小球滤过率下降，使高龄患者发生CIN概率明显增高。

3.CEUS相关肾损伤的预防

推荐超声造影前进行CIN风险评估，积极询问药物及食物过敏史，对六氟化硫、聚乙二醇4000、二硬脂磷脂酰胆碱、二棕榈磷脂酰胆碱甘油钠、棕榈酸等任一成分有过敏史者禁用。超声造影前后充分水化，可减少CIN发生。

4.CEUS相关肾损伤的监测

①尿检：尿液分析和尿沉渣定量、尿比重、24小时

尿蛋白定量、尿β₂微球蛋白、尿微量白蛋白、尿蛋白/肌酐比值检测等。②肾功能：血肌酐、内生肌酐清除率、血清cystatin C、电解质等。③肾脏影像学：肾脏超声检查。④肾脏病理学：肾活检。

5.CEUS相关肾损伤的干预

①立即停药；②及时进行相关化验和影像学检查，动态监测；③如发生碘过敏反应，可短期应用糖皮质激素等免疫抑制剂及抗组胺药物等脱敏治疗；④加强水化，促进药物排泄；⑤纠正电解质紊乱和酸碱失衡；⑥严重肾衰，可行肾替代治疗。

（二）CT检查

CT检查是肿瘤诊断常用技术。增强CT通过注射造影剂对CT平扫显示不清的影像加以强化，让正常组织器官与病变部位有密度差异，以更好区分二者，判断病变范围、性质。临床上需关注增强CT造影剂相关肾损伤。

1.CT检查相关肾损伤的发病机制

临床上常用的增强CT造影剂为碘造影剂，如碘帕醇、碘海醇等。这些造影剂一般都以原型经肾排泄，通过直接毒性和渗透性毒性对肾造成损伤。

①直接肾毒性：由于肾小管在肾浓缩和重吸收中，暴露于高浓度碘造影剂，易受药物毒性影响，造成肾小管细胞代谢紊乱和诱导细胞凋亡，导致肾小管上皮细胞坏死。②肾小球内血流动力学改变：碘造影剂可引起肾血管收缩，血流量减少，使肾髓质低灌注，造成细胞缺血、缺氧性损伤。③其他机制：碘造影剂可使肾小管分泌的T-H蛋白形成管型，阻塞肾小管，引起阻塞性肾病变。碘造影剂还可引起过敏反应，通过激活补体，引起急性间质性肾炎。

2.CT检查相关肾损伤的临床表现

①肾损伤表现：主要是一过性肾损伤、急性肾衰（非少尿型多见）、无尿、尿潴留、少尿、尿失禁。临床表现为血尿、蛋白尿、不明原因水肿、高血压等。血肌酐、尿素氮快速升高，肌酐清除率下降，尿比重和尿渗透压降低，可伴代谢性酸中毒及电解质紊乱。②过敏反应：大多数过敏反应在用药后几分钟内出现，也有迟发的。常为皮肤过敏反应，多出现在药物注射后2~3天，极少数发生在药物注射后7天内。

3.CT检查相关肾损伤的危险因素

可能的危险因素包括：先存的肾损害、脱水、糖尿病、充血性心力衰竭、晚期血管疾病、高龄、同时使用肾毒性或利尿药物、多发性骨髓瘤/副蛋白疾病、重复和/或大剂量碘化造影剂。

4.CT检查相关肾损伤的预防

推荐增强CT检查前评估CIN风险。①过敏反应预防：积极询问既往过敏史，有造影剂过敏史和已知过敏症或其他超敏反应病史者，避免应用；预先使用抗组胺药或皮质类固醇；监测所有患者的超敏反应。②急性肾损伤预防：对肾功能不全仅使用最低必要剂量的碘造影剂；肾功能严重受损、合并肾病或无尿者禁用；碘造影剂使用前后，充分补水；给予前不用泻药、利尿剂或准备脱水治疗，尤其对晚期血管病、糖尿病更重视。

5.CT检查相关肾损伤的监测

①尿检：尿液分析和尿沉渣定量、尿比重、24h尿蛋白定量、尿β_2微球蛋白、尿微量白蛋白、尿蛋白/肌酐比值等。②肾功能监测：血肌酐、内生肌酐清除率、血清cystatin C、离子等。③肾影像学检查：肾超声检查。④肾病理学检查：肾活检。

6.CT检查相关肾损伤的治疗

①立即停药；②及时进行相关化验和影像学检查，

动态监测；③如发生碘反应，可短期用糖皮质激素等免疫抑制剂及抗组胺药物等脱敏治疗；④加强水化，促进药物排泄；⑤纠正电解质紊乱和酸碱失衡；⑥严重肾衰，可行肾替代治疗。

二、肿瘤治疗引起的肾损伤

（一）手术治疗相关肾损伤

1.手术相关肾损伤的类型

①围术期非手术操作相关肾损伤：术前禁食水时间过长，术中失血、血管扩张药物等原因导致的有效循环血量减少及血压过低，术后补液不足等，导致肾前性肾损伤。②手术操作所致肾损伤：切除肿瘤直接损伤肾脏；手术操作损伤输尿管、膀胱及尿道，造成尿路梗阻。③术后腹腔粘连引起泌尿系梗阻，造成严重肾积水，引起肾后性肾损伤。

2.手术相关肾损伤的临床表现

①体征：水肿、高血压，当肾受压迫时，可引起肾区疼痛。②尿检：少尿、血尿、蛋白尿；引起肾小管病变时，还可出现多饮、多尿、夜尿增多等症状；继发尿路感染时，会出现发热、尿频、尿急、尿痛等症状。③实验室检查：血肌酐、尿素氮升高，肾小球滤过率下降，

白蛋白和总蛋白降低，发生感染可有血象升高等。④影像学检查：B超或CT可见肾脏缺失或形状异常（肾肿瘤术后）、肾积水等。

3.手术相关肾损伤的治疗

①对症治疗：预防感染、出血，纠正电解质紊乱等。②一般治疗：卧床休息、加强营养。③药物治疗。a.血管紧张素转换酶抑制剂（ACEI）、血管紧张素Ⅱ受体阻断剂（ARB）：降低尿蛋白，控制高血压，保护患者肾功能。b.利尿药：减轻水肿，对血容量不足的患者禁用。c.激素及免疫抑制剂：适用于出现肾病综合征者，根据肾脏病理类型及严重程度，必要时选择激素及免疫抑制剂治疗。d.别嘌醇：预防肿瘤溶解综合征。④手术治疗：对肿瘤直接侵犯肾脏者，肿瘤术后肾损伤可部分缓解或恢复正常；对因梗阻引起的肾积水，可行手术解除梗阻。⑤其他治疗：肾替代治疗及肾移植治疗等。

（二）化疗相关肾损伤

化疗作为全身控瘤治疗基石，在肿瘤整个治疗过程中尤为重要。多种类型化疗药物可致多种类型肾小管间质损伤，包括单纯肾小管功能异常、急性肾小管损伤或坏死、间质性肾炎、血栓性微血管病、肾小球疾病等。

1.化疗相关肾损伤的诊断

正常成年男性血肌酐正常值在53~106μmol/L左右，女性在44~97 μmol/L左右；成人尿素氮正常范围为3.2~7.1 mmol/L；肾小球滤过率（GFR）是评价肾功能最常用参数，成人静息状态下男性约120 mL/min/1.73 m²，女性约低10%。通过评估肾小球滤过率下降，可确定肾损害发生。

可辨别肾损伤严重程度的生物学标记物。①炎症生物标志物：如中性粒细胞明胶酶相关脂运蛋白（NGAL）、促炎细胞因子IL-6、IL-8。②细胞损伤生物标志物，如肾损伤分子-1（KIM-1）、肝脂肪酸结合蛋白（L- FABP）、钠/氢交换器3（NHE-3）和网蛋白1。③细胞周期标志物，如尿组织金属蛋白酶抑制剂-2（TIMP-2）和胰岛素样生长因子结合蛋白7（IGFBP-7）。

2.化疗相关肾损害的分级

（1）肿瘤化疗药物所致肾损伤多为急性肾损伤，主要表现为急性肾小管坏死。甲氨蝶呤及骨髓瘤轻链蛋白等在肾小管内形成结晶，导致肾小管梗阻。

（2）化疗药物引起急性肾损伤后，及时停药部分患者可恢复肾功能，但仍有部分患者肾功能无法恢复甚至持续恶化，最终进展为慢性肾损伤。

3.引起肾损伤的控瘤药物

（1）肾毒性较强的药物：甲氨蝶呤、丝裂霉素、顺铂、异环磷酰胺、普卡霉素、链佐星等。顺铂通过近端肾小管转运，在肾皮质浓度达到血液和其他器官的数倍，直接导致肾小管上皮细胞损伤。一般剂量每日超过 $90\ mg/m^2$ 即为肾毒性危险因素。其顺位的氯离子与肾毒性密切相关，用其他基团代替氯离子的卡铂、奥沙利铂等铂类控瘤药物的肾毒性则明显减轻。在一项肿瘤伴肾损伤的患者进行肾活检病理检查发现，异环磷酰胺、培美曲塞、卡铂除引起 ATN，还有间质性肾炎。

（2）仅引起氮质血症的药物：达卡巴嗪、门冬酰胺酶。

（3）偶致不可逆肾毒性的药物：洛莫司汀、丝裂霉素、氟达拉滨、喷司他丁、链佐星等。有研究证实接受丝裂霉素 C $50\sim70\ mg/m^2$ 患者 TMA 发生率为 $2\%\sim28\%$，多在开始治疗后 6 个月发生，主要表现为肾功能不全和高血压。转移性肿瘤患者血液中 ADAMTS13 活性降低，吉西他滨在此基础上诱发 TMA 发生。急性肾损害一般见于用药后 $10\sim15$ 天，血尿素氮及肌酐增高，肌酐清除率降低，多为可逆性，反复高剂量治疗可致持久性轻至中度肾损害。

（4）个别报道肾毒性的药物：卡铂、巯嘌呤、低剂量甲氨蝶呤。

4.化疗相关肾损伤的临床表现

①泌尿系统：急性肾损伤时会出现少尿期、多尿期、恢复期。②水、电解质酸碱失调：代谢性酸中毒、低钙血症、高钾血症、高血磷、高血镁。③消化系统：食欲不振、恶心、呕吐等。④心血管系统：多因尿少和水钠潴留，出现高血压和心力衰竭、肺水肿表现、高钾血症导致的心律失常、心肌病变等。⑤呼吸系统：主要表现为容量过多导致的尿毒症肺水肿，胸片提示"蝴蝶翼"征。⑥血液系统：可有出血倾向和贫血。

5.化疗相关肾损伤的风险评估

发生肾功能损害的可能原因包括肿瘤治疗相关的和/或患者本身肾功能异常，风险评估对确定初始干预计划是必需的。对于有基础疾病如糖尿病、高血压、感染、免疫抑制状态，需减少肾毒性化疗药剂量，或更换肾毒性较小同类型其他化疗药；对高肾毒性药物如顺铂，在治疗中大剂量水化和监测尿量，定期复查肾功能。

6.化疗相关肾损伤的治疗

（1）对CTCAE1级患者，可观察，定期复查肾功能、电解质；对CTCAE2级，可暂时停药，待恢复至1级后，继续原方案用药或据情适当减量处理；CTCAE3或4级，暂停使用相关肾毒性药物，或更改其他肾毒性较小药物。

（2）充分水化、利尿、减少药物剂量及分散药物剂量。氨磷汀可减少或防止顺铂肾毒性。在采用含顺铂方案化疗时，避免氨基糖苷类抗生素、两性霉素B或头孢噻吩等并用，这些药物可导致肾毒性叠加。MTX及BLM主要由肾脏排泄，顺铂所致肾损害会延缓其药物排泄，导致毒性增加，在联合治疗时应慎用。顺铂使用当天及使用后第2、3天，均应给予2 000 mL以上静脉补液，并予以20%甘露醇、呋塞米等利尿，监测24小时尿量及尿常规。

（3）大剂量甲氨蝶呤使用时，应大量输液和碱化尿液，检测血液中甲氨蝶呤的药物浓度，必要时采取亚叶酸钙解救。

（4）环磷酰胺应用时，应大量摄取水分。

（5）积极保肾、降肌酐、血液透析等治疗。

7.化疗药物所致肾损伤的预防

在化疗药物使用前，充分评估患者可能存在肾损伤的自身因素及药物肾损伤风险，在合适时机选择合适控瘤药物，结合患者肾功能状态调整剂量。尤其患者存在血容量不足、感染、发热、电解质紊乱加重肾损伤的危险因素时，应积极纠正和去除危险因素，为后续控瘤治疗提供先决条件。在治疗中关注尿量、定时监测肾功能、电解质指标，包括肾小管损伤标记物（如尿糖、NGAL、RBP、NAG等），及早发现肾损伤。

（三）放疗相关肾损伤

1.放疗毒性

虽然放疗在控瘤生长和延长总生存期方面疗效显著，但在照射范围内对正常组织也产生不利影响。放疗主要靶点是DNA，DNA双链断裂（DSB）是放疗最严重不良事件。当损伤修复不成功时，DSB会导致基因组不稳定、细胞死亡或细胞衰老。急性放疗毒性以急性细胞死亡为特征，慢性放疗毒性以细胞外基质沉积为特征，引起慢性炎症和细胞衰老。

2.放射性肾病的临床表现

放射性肾病（Radiation Nephropathy，RN）临床过

程如下：在放疗后6个月内无任何症状或临床体征，即RN潜伏期；临床症状最早出现在照射后的6~18个月（急性期）；放疗18个月后慢性期的临床症状变得明显。急性RN开始可能无症状，仅有氮血症或蛋白尿。当有症状时，可表现为疲劳、水肿、头痛和严重贫血，甚至高血压脑病或充血性心力衰竭。慢性RN（CRN）表现为高血压、蛋白尿和慢性肾衰，临床上与任何其他原因的慢性肾病（CKD）难以区分，CRN潜伏期可长达8~19年。目前认为，恶性肿瘤患者放疗后肾功能下降是化疗或抗生素等多种肾毒性药物共同使用的结果。

3.肾脏放疗毒性的剂量阈值及其意义

RN临床表现严重程度取决于放疗类型（部分vs全身照射，内照射vs外照射）、放疗剂量和照射的肾体积。临床使用的全身照射和内照射剂量要低得多，并引起涉及肾小球、小管间质和肾血管的晚期损伤。

临床建议将双肾平均剂量保持在18 Gy以下，以限制肾毒性。2 Gy分割模式中15~17 Gy总剂量是安全的，23 Gy可在5%病例中引起CKD，28 Gy可在50%病例中引起CKD。临床正常组织效应量化分析（QUANTEC）

显示：如双肾接受平均剂量大于 18 Gy 剂量照射，多达50% 会出现临床相关肾损伤。如小于 20% 肾脏体积暴露于 28 Gy（V28 <20%），只有 5% 会出现临床相关肾损伤。虽然肾脏剂量阈值和 BED 在不同放疗模式中可能不同，但其分子和细胞病理机制并非不同。

4.组织病理学

放疗后肾脏的急性形态学改变主要为血管和肾小球。内皮细胞丢失伴内皮下扩张是照射损伤早期表现，毛细血管祥闭塞和充血，血栓形成和退化红细胞铸型存在于肾小球毛细血管中，系膜血管溶解，电镜显示内皮细胞损伤和肾小球基底膜内皮下增宽。慢性改变特征是肾间质增加和肾单位损失，晚期表现为小叶间动脉和弓状动脉硬化、肾小管萎缩和肾小球瘢痕形成。

5.辐射毒性的病理机制

慢性炎症和细胞衰老是几乎所有 CKD 病因中纤维化过程的驱动因素。在 RN 中，最初肾细胞损伤，是通过电离辐射引起 DNA 的 DSB，可通过 DNA 直接损伤，或间接通过水电离产物和/或活性氧来介导。急性 DNA 损伤可致肾细胞立即坏死。在急性期存活细胞中，DNA 修复机制高度激活。即使细胞没有死于急性损伤，修复错误的 DSB 仍可长期诱导细胞死亡或细胞衰老。细胞死亡后释放的细胞因子、细胞衰老和电离辐射本身可触发慢性炎症。最后，慢性炎症和细胞衰老可致肾纤维化。RN 分子和细胞信号通路始于肾 DNA 损伤及其修复机制。细胞死亡、氧化应激、血管功能障碍、细胞衰老、炎症、促纤维化剂的释放和肾素-血管紧张素-醛固酮系统（RAAS）激活，是放射性肾病公认的病理机制。

到目前为止，精确信号传导通路和病理机制尚未完全了解，数据大部分来自动物实验模型。肾素-血管紧张素-醛固酮系统似为很有前途的候选药物。实验性 RN 中存在细胞衰老，纤维化是 RN 终末期，阻断细胞外基质沉积可能是未来治疗很有前途的靶点。用于诊断和评估 RN 进展和严重程度的生物标志物仍需进一步探索，可能为 RN 研究和治疗靶点提供新途径。

（四）靶向治疗相关肾损伤

靶向治疗是依据肿瘤发生中涉及的异常分子和基因，设计针对特定分子和基因靶点的药物，选择性杀伤瘤细胞。这些针对突变或过表达基因的药物对肾有不同程度作用，进而引发肾损害。

1. 抗血管内皮生长因子（Vascular Endothelial Growth Factor，VEGF）药物

VEGF及其受体VEGFR2是肿瘤血管生成的主要驱动因子，也是抗血管生成治疗主要靶点。VEGF-VEGFR2抑制剂根据其靶点分为两类：直接抑制VEGF的药物，如贝伐珠单抗等；抑制VEGFR2的酪氨酸激酶抑制剂（TKIs），如阿帕替尼、瑞戈非尼、索拉非尼、乐伐替尼等。

（1）致病机制：抗血管生成药物通过破坏VEGF通路，造成肾小球和管周毛细血管内皮细胞功能障碍，导致血栓性微血管病（TMA）和急性肾损伤。

（2）临床表现：急性肾损伤、高血压、蛋白尿等，肾活检包括血栓性微血管病、增殖性肾小球肾炎、低温球蛋白血症和免疫复合物肾小球肾炎。

（3）治疗策略：贝伐珠单抗诱发蛋白尿治疗，优先使用血管紧张素转换酶抑制剂（ACEI）或血管紧张素受体阻滞剂（ARB）等。若尿蛋白大于等于2 g/24 h，应暂停贝伐珠单抗治疗，当尿蛋白小于2 g/24 h时可恢复治疗。有中重度蛋白尿迹象的患者，应暂停贝伐珠单抗治疗，肾病综合征患者永久停用。

抗 VEGF 药物的肾脏排泄量较低，对轻中度慢性肾脏病肿瘤患者，不建议调整剂量，但须监测肾功能和蛋白尿。如发生恶性高血压或肾病综合征时，建议停止治疗。

对血液透析患者，贝伐珠单抗、酪氨酸激酶抑制剂舒尼替尼和索拉非尼均不能经过透析清除，因此可在透析当天治疗前后给药。

2. 酪氨酸激酶抑制剂（Tyrosine Kinase Inhibitors，TKIs）

（1）致病机制：酪氨酸激酶抑制剂（TKIs）的代表性药物：阿帕替尼、索拉非尼、瑞戈非尼、舒尼替尼、阿西替尼等，主要通过抑制 VRGFR2 发挥抗血管生成作用，其肾毒性主要与足细胞 c-mip 的高丰度相关，这可能是细胞骨架紊乱和足突消失，最终导致蛋白尿发生的主要原因。

（2）临床表现：急性肾损伤、高血压、蛋白尿等，肾活检显示微小变化肾病/局灶性节段性肾小球病（MCN/FSG）样病变，特征为足细胞足突消失。

（3）治疗策略：所有患者在开始 TKI 治疗前确定是否存在高血压（大于 140/90 mmHg）并控制血压（小于

140/90 mmHg，或在显性蛋白尿时小于130/80 mmHg）。血管紧张素转换酶抑制剂（ACEI）、血管紧张素Ⅱ受体阻滞剂（ARBs）和二氢吡啶钙通道阻滞剂（氨氯地平、非洛地平），建议作为一线治疗药物。顽固性高血压（大于160/100 mmHg）应中断TKIs治疗，直到血压恢复正常，然后以较低剂量重新开始。当ACEI/ARB和CCB对正常血压无效时，可用利尿剂和β受体阻滞剂等其他抗高血压药物。

TKIs治疗中如尿蛋白大于等于2 g/24 h，应暂停治疗，当尿蛋白小于2 g/24 h时恢复治疗，有中重度蛋白尿迹象者应暂停治疗，肾病综合征永久停用。基于TKIs诱导蛋白尿的发病机制，足细胞损伤的可逆性和作用，在TKI治疗中直接保护足细胞可能会预防蛋白尿发生。TRPC5小分子抑制剂AC1903、小分子Bis-T-23、传统中药牛蒡子等，或许对TKIs诱导的肾损伤有保护作用。

3.BRAF抑制剂

（1）致病机制：BRAF抑制剂代表性药物有维莫非尼、达拉非尼等，通过选择性抑制BRAF发挥控瘤作用。但这些药物可能通过干扰下游丝裂原激活蛋白激酶（MAPK）通路，增加缺血性小管损伤的易感性。BRAF

被证明在发育和成熟的肾小球足细胞中表达和定位，足细胞中BRAF的互作子PLCε1，其突变可致肾病综合征可逆变异。另外，BRAF下游激活ERK通路，负责多种细胞因子和生长因子增殖效应，包括VEGF，而VEGF抑制可引起高血压、蛋白尿、TMA等肾损害。

（2）临床表现：急性肾损伤和电解质紊乱，肾活检主要表现为肾小管坏死和间质纤维化。

（3）治疗策略：建议在使用前评估肾功能，并每月监测血清肌酐、尿蛋白、血清嗜酸性粒细胞，以及钾、磷、钙、镁、钠等电解质。一旦发生肾小管毒性（蛋白尿，血肌酐升高和肾小球滤过率下降等），应立即中断药物治疗，在肾功能恢复正常后考虑继续使用。电解质紊乱应及时支持治疗。对在停止治疗和支持性护理后不能迅速缓解者，应考虑肾活检评估是否存在急性间质性肾炎，适当应用糖皮质激素可促进肾功能缓解。

4.间变性淋巴瘤激酶（Anaplastic Lymphoma Kinase，ALK）抑制剂

（1）致病机制：ALK抑制剂代表性药物有克唑替尼、阿来替尼、赛瑞替尼、布加替尼、劳拉替尼等，其致肾损伤机制尚不清楚，有报道认为，克唑替尼抑制肾

脏近曲小管、Henle 近环和远曲小管部位间充质上皮过渡生长因子（c-Met）的表达，导致肾小管功能障碍。

（2）临床表现：急性肾损伤，电解质紊乱，获得性肾微囊肿等。肾活检显示弥漫性急性肾小管损伤/急性肾小管坏死，微小/局灶性肾小球系膜血管溶解，小动脉肌细胞空泡化等。

（3）治疗策略：肌酐水平显著高于正常范围者，可谨慎使用克唑替尼。由于克唑替尼对基于肌酐的 eGFR 影响机制不明，当 eGFR 降低时，应排除其他继发肾脏病。电解质紊乱应及时支持治疗。

5.表皮生长因子受体（Epidermal Growth Factor Receptor，EGFR）抑制剂

（1）致病机制：EGFR 抑制剂代表性药物有西妥昔单抗、厄洛替尼、吉非替尼、帕尼单抗等。其损伤肾的机制：远曲小管的镁重吸收部分依赖于基底外侧膜上 EGFR 活性，激活的 EGFR 诱导上皮 Mg^{2+} 通道 TRPM6 激活，从尿液中重吸收镁。靶向 EGFR 单抗，如西妥昔单抗，可防止 EGF 与其受体结合，阻碍远曲小管对镁离子重吸收过程，导致低镁血症。

（2）临床表现：低镁血症、低钾血症、低钙血症等

电解质紊乱。

（3）治疗策略：对1级或2级低镁血症，停用西妥昔单抗后口服Mg可缓解。不耐受口服Mg患者，可静注Mg，最高可达4克。

6.其他导致肾损伤的靶向药物

（1）Bcr-abl酪氨酸激酶抑制剂，代表性药物有伊马替尼、达沙替尼、尼罗替尼、博苏替尼等。伊马替尼对肾的不良影响可能是由肿瘤溶解综合征，尿酸在肾小管中的沉淀和沉积，以及中毒性肾小管损伤引起。也有人提出毒性作用可能与血小板衍生生长因子受体（PDG-FR）抑制有关，动物模型显示PDGF-β/PDGFR轴在急性肾小管坏死后肾小管细胞再生中起重要作用。主要通过监测肌酐水平和eGFR预防肾损伤发生。

（2）抗Her2靶点药物，代表性药物有曲妥珠单抗、帕妥珠单抗、拉帕替尼等。帕妥珠单抗和拉帕替尼目前尚无肾毒性的报道。目前认为，曲妥珠单抗的心脏毒性可继发性引起心肾综合征，同时，肾受损时可增加其心脏毒性作用。尚未见曲妥珠单抗单独引起肾功能障碍的报道。

（3）抗Claudin18.2靶向药，代表性药物有Zolbetuximab 等。Claudin 18.2（CLDN18.2）在胃癌和食管癌中均有表达，是一种理想的单抗结合的候选者。目前研发进度最快的药物 Zolbetuximab 已处临床 III 期阶段，一项最新 II 期研究显示，Zolbetuximab 治疗中不良事件主要以恶心（76.2%）、呕吐（54.8%）为主，尚未见肾毒性报道。不过，呕吐、腹泻等引起血容量减少，应警惕肾前性 AKI 发生。

（五）免疫治疗相关肾损伤

近年来，以免疫检查点抑制剂（ICIs）为代表的免疫疗法，通过激活患者自身 T 淋巴细胞的控瘤免疫功能，发挥杀灭肿瘤细胞的作用，已广泛用于临床。尤其备受关注的 PD1/PDL1 抑制剂、CTLA4 抑制剂、CAR-T 或肿瘤疫苗，在带来控瘤疗效同时，也有一定肾脏毒性反应，表现为急性肾损伤（AKI）、急性间质性肾炎（AIN）、肾小球疾病、移植肾排异和电解质紊乱等，成为肿瘤肾病学研究的重点。

1. 免疫治疗相关肾损伤诊断

关于 ICIs 相关肾损伤诊断标准，目前尚未统一。要定期监测血肌酐水平来观察肾功能变化并排除其他原因导致的肾脏不良反应；定期监测尿蛋白水平。肾活检作为一种有创检查，是诊断肾病的金标准，但有无必要对使用ICIs后出现肾损伤患者都行肾活检，目前尚无定论。PET-CT可能辅助诊断ICIs相关AIN，尤其对不能及时肾活检者，目前仍缺乏高级别证据。

2.免疫治疗相关肾损伤的病理类型和临床表现

AKI在ICIs所致肾损伤最为常见，主要表现为少量蛋白尿和不同程度的血肌酐升高；少数可出现大量蛋白尿，部分有白细胞尿和镜下血尿；部分会合并至少一种肾外表现。

接受PD-1或PD-L1抑制剂治疗的肾损伤患者，最常见病理表现是AIN，如间质水肿并伴不同程度淋巴细胞、浆细胞浸润，这与其他药物如质子泵抑制剂、非甾体抗炎药等所致AIN并无显著差别。部分除AIN外还可伴肾小球病变，如局灶节段性肾小球硬化、膜性肾病、微小病变性肾病等少数患者也可仅表现为微小病变性肾病或IgA肾病。

3.免疫治疗相关肾损伤发病机制

（1）抑制肾组织PD-L1活性介导的肾小管细胞自身免疫损伤。除瘤细胞，正常肾脏的肾小管细胞亦可表达PD-L1，其中以近端肾小管最多见。因此，PD-1／PD-

L1抑制剂可能结合肾小管上皮细胞上的PD-L1，从而抑制PD-1通路，增强T细胞活性，导致肾小管细胞受到自身免疫损伤。

（2）药物诱导的T细胞再次被激活。其他易导致AIN的药物（如质子泵抑制剂、非甾体抗炎药等）或其代谢产物，可作为一种半抗原与肾小管基底膜正常成分结合形成完全抗原，使T细胞致敏；使用PD-1／PD-L1抑制剂后可被重新激活，T细胞因被再次激活而失去免疫耐受，攻击自身组织肿瘤患者，进而导致进一步肾小管上皮细胞损伤。

（3）自身免疫反应增强。PD1和CTLA4通路在移植器官免疫耐受中也发挥重要作用，阻断该通路会导致自身免疫反应增强。研究提示，肾移植患者接受ICIs治疗可能诱发急性细胞或抗体介导的排斥反应。此外，接受CTLA-4抑制剂治疗的肿瘤患者，其血清抗双链DNA抗体和抗核抗体升高，并发生肾损伤，通过肾活检病理结果为狼疮性肾炎，停止ICIs治疗3个月后自身抗体水平下降至正常水平。由此推断CTLA-4抑制剂可能通过自身抗体水平升高而诱发自身免疫性肾损害。

4.ICIs相关AKI的治疗及管理

ICIs相关AKI的有效管理取决于早期诊断和及时干预，并根据不同肾损伤程度采取不同的免疫调节措施。ICIs治疗后一旦发生AKI，应尽早采取干预措施。首先停止ICIs治疗，排除常见引起AKI的原因（梗阻性肾病、容量不足、化疗药物及其他肾毒性药物），若肾功能恢复则可继续肿瘤免疫治疗。

在排除其他AKI病因后，肾功能仍维持AKI 1期甚至发展为AKI 2~3期，或经肾活检确诊病理型为AIN，应立即停用ICIs，并启动糖皮质激素治疗。不同患者对于免疫抑制治疗的反应不同，虽然通过糖皮质激素治疗后40%~45%的患者肾功能部分或完全缓解，但仍有部分患者肾功能并未恢复，且具有较高死亡率。对于难治性病例，可考虑更换或联用其他免疫抑制剂，如霉酚酸酯、英夫利昔单抗和利妥昔单抗等。

尽管暂停ICIs及使用激素治疗后，多数患者肾功能得以恢复，但这可能影响恶性肿瘤疗效并最终影响预后。因此，在开始ICIs治疗后应慎用糖皮质激素，并尽可能重新启动肿瘤免疫治疗或使用其他控瘤药物，但重新启动ICIs治疗后仍可能再发生AKI。目前认为，当血肌酐达到基础值3倍以上或大于4.0 mg/dL时，应永久停止ICIs治疗。目前关于复发性ICIs相关AKI的治疗建议尚不明确，何时应重新启动ICIs治疗仍待进一步定论。

（六）介入治疗相关肾损伤

1.热消融治疗相关肾损伤

热消融治疗常包括射频消融、微波消融、冷冻消融和高强度聚焦超声。对肾肿瘤，消融治疗导致的肾损伤主要由正常肾组织的热损伤造成。T1a期肾癌微波消融后AKI的发生率约18%，热消融后AKI 3期发生率为0~5.7%。AKI也是肝肿瘤热消融治疗的一种少见并发症。肝肿瘤大小及消融范围是AKI影响因素。据报道，在大肝癌（直径≥5 cm）微波消融患者中，AKI发生率可高达23.6%。肝热消融造成肾脏损伤的机制尚未完全明确。现在认为一方面与继发于肿瘤溶解综合征和红细胞破坏的肾小管堵塞、血管收缩、肾小球滤过率减低相关，另一方面也与术前禁食、术中体液流失造成的肾灌注不足相关。术后积极静脉补液，有助于维持肾脏血流灌注、促进坏死物及代谢废物排泄，从而减少AKI的发生。多数患者在消融后出现的AKI程度轻且无临床症状，仅需保守治疗或密切观察，少数严重患者需要积极补液，甚至透析治疗。

2.血管介入治疗相关肾损伤

肿瘤的血管介入治疗包括经导管动脉灌注化疗术、经导管动脉栓塞术和经导管动脉化疗栓塞术。术中所用造影剂和化疗药，及动脉栓塞造成的局部缺血都可能造成肾损伤。肾细胞肿瘤化疗效果较差，经导管动脉灌注化疗术及化疗栓塞术不推荐用于原发性肾细胞肿瘤治疗。对有严重血尿或腰部疼痛临床症状明显的肾细胞肿瘤患者，可考虑行局部动脉栓塞以缓解症状。肾动脉分支栓塞后，其分布区域的肾组织可发生缺血、坏死，继发肾功能障碍。肝动脉化疗栓塞术是原发性肝癌的常用治疗方法，也是医院获得性AKI的主要原因之一，术后AKI发生率为4.6%~23.8%。肝动脉化疗栓塞术导致的AKI一方面与原发性肝癌伴随的慢性肝病、肝硬化及血流动力学改变相关，另一方面与化疗药、造影剂、碘化油等肾毒性药物相关。治疗时应根据病因，选择适当的治疗措施。

（七）中药应用相关肾损伤

中药是肿瘤整合治疗重要手段，中西医整合治疗也是我国肿瘤治疗的特色。但中药（包括其制剂）不合理应用，也会对机体造成伤害，特别是对肾的损伤。

1.对肾脏有损害的中药分类

①含生物碱类如乌头、附子（乌头碱、次乌头碱、新乌头碱等）、马钱子（马钱子碱、士的宁）、益母草（益母草总生物碱）等；②含蒽醌类如大黄（大黄素、芦荟大黄素等）等；③含苷类成分如栀子（栀子苷）、商陆（商陆皂苷乙和商陆皂苷丙）等；④含萜类与内酯类如雷公藤（雷公藤甲素）、甘遂等；⑤含毒蛋白类如蜈蚣、苍耳子等；⑥含金属离子成分如朱砂（硫化汞）、轻粉（氯化亚汞）、铅丹（四氧化三铅）、升汞（氯化汞）等；⑦含有机酸类如关木通、广防己等。

可导致肾脏损伤的中药还有：鸦胆子、苦参、马兜铃、斑蝥等。

2.致肾损伤中药可导致的相关疾病

①急性肾功能衰竭；②肾病综合征；③肾小管–间质性肾炎；④慢性肾功能衰竭。

3.中药导致肾毒性的原因

①药物本身具有肾毒性的活性成分；②中药相互作用或者代谢产物引起的肾毒性；③个体的差异及易感性；④儿童、老年特殊群体及有基础肾病的人群；⑤品

种复杂、误用滥用；⑥中药剂量过大、服用太久；⑦炮制、煎煮不当；⑧药物污染（种植、运输、储存）。

4.如何避免中药造成的肾毒性

①科学规范的使用中医药，因人制宜，辨证施治；②避免有毒药物的长期使用和超剂量使用；③针对使用有潜在风险药物的人群和特殊人群，要定期检测；④合理加工炮制和煎煮；⑤规范品种、保证质量。

5.如何看待中药的肾毒性

既不可忽视中药的肾毒性，也不可盲目夸大，不能"因噎废食"，应结合中药的品种、炮制、剂量、煎煮和配伍情况，因人、因地、因时制宜，做到药证相符，辨证施治，才能更好应用中药，减少不良反应。同时结合现代医学中药药理研究成果，临床应用中尽量避免或减少使用有明确肾毒性的药物，才是避免中药导致肾损伤的有效手段。

（八）肿瘤溶解综合征

肿瘤溶解综合征（TLS）是因大量瘤细胞溶解导致细胞内容物进入体循环而引起的代谢急症。TLS发病机制的核心是核酸分解产生的尿酸快速积累，通过各种机制导致肾衰。肾衰会限制钾、磷和尿酸的清除，从而导致高钾血症、高尿酸血症、高磷血症和继发性低钙血症，进一步导致急性肾衰、癫痫、心律失常、酸中毒、氮质血症或猝死。

1.TLS相关AKI的危险因素

TLS引起AKI的危险因素包括对化疗高度敏感的恶性肿瘤、肿瘤负荷高、使用细胞溶解化疗方案、乳酸脱氢酶升高（>1 500 IU）及有肾脏基础病等。容易引起TLS的恶性肿瘤多见于生长速度快且对化疗敏感的恶性肿瘤，如急性淋巴细胞白血病、小细胞肺癌等。除肿瘤类型，还包括高剂量化疗、脱水状态、酸中毒、肾功能不全和由于肿瘤浸润造成的肾损伤、尿路梗阻等。化疗药物如顺铂、环磷酰胺、氨甲蝶呤等用于化疗敏感性肿瘤易导致TLS。近年新肿瘤治疗手段日渐普及用于临床，Ⅰ–Ⅲ期临床研究发现，用单抗、酪氨酸激酶抑制剂、蛋白酶体抑制剂、促凋亡制剂和CAR–T等治疗肿瘤，均有TLS发生。

2.TLS引起AKI的机制

TLS引起AKI的机制为化疗后瘤细胞内容物释放、核酸代谢异常、细胞因子释放导致肾小管损伤，引起高尿酸血症、高钾血症、高磷血症和低钙血症等，导致急性尿酸性肾病、急性肾小管阻塞、肾小管间质肾炎和尿路结石等。高尿酸血症还可致肾血管收缩、活性氧自由基形成及炎性细胞因子释放，促进AKI发生。

3.TLS引起AKI的临床表现

TLS相关AKI通常在化疗后24小时左右发生，尤其对肿瘤负荷高、基础肾小球滤过率低、对化疗药敏感的肿瘤患者。TLS的典型代谢紊乱表现为"三高一低"，即高钾、高磷、高尿酸血症和低钙低镁血症。①高钾血症：可表现为烦躁不安、恶心、呕吐、胸闷、气短等症状，还可以引起神经肌肉异常。心电图表现T波高尖、QRS增宽、P-R间期延长与房室传导阻滞等。若同时存在肾损伤，则会加重高钾血症。②高磷血症：可诱发加重肾衰竭和低钙血症。高磷血症常表现为消化道症状，也可以继发肾受损表现。③高尿酸血症：可有恶心、呕吐等症状，可继发痛风和尿酸性肾病，临床多表现为关节疼痛和肾绞痛与肾损害症状。④严重低钙低镁血症：可致感觉异常、手足抽搐、足腕部及支气管痉挛、Chvostek征阳性和Trousseau征阳性。TLS的代谢紊乱可致肾功能不全，若不及时处理可危及生命。

4.TLS引起AKI的诊断标准

Cairo-Bishop分类系统（2004）将肿瘤溶解综合征分为实验室肿瘤溶解综合征（LTLS）和临床肿瘤溶解综合征（CTLS）。LTLS指化疗前3天或7天内出现大于等于2个实验室异常，包括4项：钾大于等于6.0 mmol/L（或6 mg/L）或增高25%基线水平；尿酸大于等于476 μmol/L（或8 mg/dL）或增高25%基线水平；磷大于等于2.1 mmol/L（儿童）/大于等于1.45 mmol/L（成人）或增高25%基线水平；钙小于等于1.75 mmol/L或降低25%基线水平。CTLS是指在LTLS的基础上合并大于等于1个以下临床表现：肌酐大于等于1.5正常值上限；心律失常或猝死；癫痫发作。也有研究认为血肌酐与患者年龄、水化情况等有关，存在个体差异，以肾小球滤过率作为诊断指标，更能反映肾功能。

5.TLS引起AKI的治疗

（1）静脉补液。目的在于改善肾灌注及肾小球滤过率，减少尿酸及磷酸钙在肾小管的沉积。液体量应控制在2 500~3 000 mL/（$m^2 \cdot d$），必要时予以利尿剂，保证尿量3 000 mL/d以上，如利尿剂效果欠佳可考虑静脉应用甘露醇200~500 mg/kg。

（2）碱化尿液。以增加尿酸的溶解度，加速尿酸的排出，减少其在肾小管的沉积。推荐碱化尿液pH值维持在7~7.5，可予5%碳酸氢钠100~150 mL/d静脉滴注或碳酸氢钠6~8 g/d口服。尿少时碱化尿液无法防止尿酸结晶，对已发生TLS并存在显著高磷血症患者，碱化尿液可能促进磷酸钙和黄嘌呤结晶在肾脏中沉积。因此，碱化尿液仅用于代谢性酸中毒患者，对尿液高pH和高血磷患者不需要。应用拉布立酶的患者也不需要碱化尿液。

（3）降尿酸治疗。①别嘌呤醇：可竞争性地抑制黄嘌呤氧化酶，阻断次黄嘌呤和黄嘌呤代谢生成尿酸。常规用法为10 mg/（kg·d），分3次口服（每日最大剂量不超过800 mg）。使用时应停用噻嗪类利尿剂，并调整氯磺丙脲和环孢素等药物用量。别嘌呤醇对已生成尿酸无作用，且别嘌呤醇起效较慢，主要经肾排泄，会引起黄嘌呤和次黄嘌呤底物堆积，故可能加重急性梗阻性肾功能不全。②非布司他：不推荐用于无临床症状的高尿酸血症者，在无拉布立酶或禁用拉布立酶情况下，不能耐受别嘌呤醇的高尿酸血症患者可谨慎使用非布司他。③尿酸氧化酶：通过催化尿酸氧化形成溶解度更大的尿素从肾脏排泄进而降低尿酸。拉布立酶作用快速高效安全性好，与别嘌呤醇比可有效降低血尿酸和血肌酐水平。静滴拉布立酶 0.15~0.20 mg/（kg·d），静滴 30 分钟，一般应用 5~7 天。④血液透析：血液透析对急性尿酸性肾病引起的少尿作用显著。

（4）电解质紊乱。①高钾血症：血钾大于等于 6 mmol/L 或高出基础值 25%，予心电监护并适当增加水化量。血钾大于等于 6.5 mmol/L 或出现急性心脏毒性，立即分次予以 10% 葡萄糖酸钙 0.2~0.5 mL/kg，并予葡萄糖 25 g＋胰岛素 5U 静脉滴注，高血钾仍不能控制，应及时行透析治疗。②高磷血症：可采用持续水化、限制磷摄入、磷酸盐敖合剂（氢氧化铝凝胶，每天 50~150 mg/kg；醋酸钙 1 334~2 668 mg/餐，每日三餐与食物一起服用）；病情严重者可行血液透析治疗。③低钙血症：无症状者可暂不治疗，否则加重钙磷沉积。如血钙小于等于 1.75 mmol/L 或低于基础值 25%、有症状患者可给予 10% 葡萄糖酸钙缓慢静推，单次最大剂量不超过 1 g。

（5）早期肾替代治疗（RRT）。即使对高危患者及时进行干预，仍有部分会发展为急性肾衰。对难以纠正的电解质紊乱、水化后液体超负荷以及肾功能急剧恶化的，应该及时尽早进行透析治疗。对于透析患者支持治疗，主张早期只予碳水化合物，情况好转予优质蛋白低盐饮食。少尿期应低钾低磷食物。可使用碳酸钙中和胃酸预防胃肠道出血，同时可降低血清磷。在 TLS 中，RRT 启动阈值可能低于其他临床情况，因细胞破裂过程正在进行，无法预测血清电解质快速增加。

（九）肿瘤支持治疗相关肾损伤

支持治疗（supportive care in cancer）针对所有肿瘤患者，贯穿肿瘤患者诊治开始至生命结束全程，已成为与化疗、靶免治疗、放疗、手术等并重的治疗手段，相关支持治疗药物亦会对肾造成不同程度损伤，其中以癌痛治疗和骨修复治疗为主。

1.癌痛药物治疗相关肾损伤

癌症疼痛是最常见肿瘤相关症状之一，药物治疗多以非甾体类抗炎药和阿片类为主。

（1）非甾体类抗炎药（NSAIDS），具镇痛、抗炎和抑制环氧合酶（COX）的作用。COX有COX-1和COX-2。COX-1在许多组织中组成性表达，并维持基本生理学功能，包括维持肾灌注和血小板聚集、调节和避免胃黏膜损伤。COX-2是前列腺素增加的主要原因。

NSAIDS通过抑制COX降低前列腺素产生，导致肾血液灌流量和肾小球滤过率降低，造成急性肾损害，严重时可致肾小管坏死。这种抑制作用是可逆的，且药效和毒副作用产生均与血药浓度密切相关，在日常使用NSAIDS止痛患者中应密切随访肾功能。

（2）阿片类药物：阿片类药物主要通过肝脏代谢细胞色素P450酶CYP2D6和CYP3A4，代谢产物通过粪便或尿液排出体外。①曲马朵，是阿片类激动剂和单胺类神经递质再摄取抑制剂。曲马朵用于治疗中至重度疼痛，效果类似于吗啡或芬太尼。曲马朵及其代谢物主要通过肾脏排出。高剂量或长期使用曲马朵对肾有毒性作用。其机制并不明确，可能与线粒体损伤及氧化应激有关。②吗啡类：吗啡类药物是中-重度癌痛的主要用药，吗啡类药物在使用不当时可有肾毒性，比如所需剂量过大、体内存在其他毒性物质、脱水、前列腺肥大等情况。主要机制可能是阿片受体在中枢和外周神经系统中都有分布，阿片肽受体激活可抑制心肌兴奋-收缩耦联，可导致动脉压长期持续下降。中枢阿片肽激活使肾交感神经作用增强，导致肾血管收缩和肾缺血，从而促进交感神经反应，如果持续，可能导致缺血性AKI。且吗啡类药物，如吗啡片、盐酸羟考酮、芬太尼等药物，其中间代谢分解产物要经过肾脏代谢，可能对肾造成一定损伤。

（3）肾功能损伤肿瘤患者如何应用止痛药？

肾功能不全患者由于药物排泄发生变化，可致药物蓄积，导致不良反应风险增加，对于此类患者应根据阿片类药物的药动学特点选择合适药物，在镇痛治疗同时，密切监测肾功能，以达到安全有效的疼痛管理。

肾衰患者使用曲马朵后可出现幻觉、癫痫危象和呼吸抑制等严重不良事件，应用时需据肾小球滤过率来调整剂量或延长给药间隔时间。在中重度肾功能不全者，可待因和吗啡及其代谢物清除率显著降低，代谢物的蓄积会进一步造成肾损伤。所以，肾功能不全者避免使用可待因和吗啡片。

肾功能不全患者使用盐酸羟考酮后血药浓度增幅较小，可考虑作为轻中度肾功能不全患者的二线用药，但仍要根据肌酐清除率和患者耐受情况调整剂量及给药间隔。同样，芬太尼在肾功能不全患者中，并不影响肾功改变，可在严密监测下应用芬太尼。目前国际上最常用的是以肾小球滤过率数值为标准的慢性肾功能不全分级，根据肾功分级，对阿片类药物进行剂量调整，GFR如大于或等于 90 mL/min/1.73m²，无须调整；大于或等于 50 且小于 90 mL/min/1.73m²，无须调整；大于或等于 10 且小于 50 mL/min/1.73m²，吗啡、氢吗啡酮、羟考酮减量 50%，芬太尼减量 25% 或不减量，美沙酮可不减量；小于 10 mL/min/1.73m²，吗啡、羟考酮禁用，氢吗啡酮减量 75%，芬太尼和美沙酮减量 50%。

2.唑来膦酸治疗骨转移相关肾损伤

唑来膦酸是第三代双膦酸盐类药物，主要通过抑制破骨细胞的活性和诱导破骨细胞凋亡来抑制骨吸收，在临床上主要应用于骨继发恶性肿瘤的治疗。唑来膦酸临床上常见的毒副作用为肾损害，特别是肾小管损害，相关的机制研究发现唑来膦酸一方面可通过激活 TGF-β-Smad3 信号通路，导致胶原蛋白表达升高和金属蛋白酶抑制剂合成增加，胶原肾脏沉积增多，形成肾组织纤维化；另一方面通过促进长链脂肪酸转运蛋白 SLC27A2 表达增加脂肪酸摄取、同时抑制脂肪酸β氧化导致脂质积累，从而对肾组织产生脂毒性，促使肾小管或肾间质细胞去分化，进而促使肾纤维化。在开始治疗前，需检测病人的血清肌酐浓度和肌酐清除率

（CrCl），根据CrCl水平调整唑来膦酸药物剂量如CrCl>60 mL/min：4.0 mg；CrCl 50~60 mL/min：3.5 mg；CrCl 40~49 mL/min：3.3 mg；CrCl 30~39 mL/min：3.0 mg。如果患者治疗前已经出现了严重的肾功能不全症状（CrCl<30 mL/min），此时不建议使用唑来膦酸进行治疗。从开始用药治疗之后，在每次给予唑来膦酸之前，均要对病人的血清肌酐浓度进行测定。

参考文献

1.樊代明.中国肿瘤整合诊治指南（CACA）.天津：天津科学技术出版社，2022.

2.樊代明.整合肿瘤学（基础卷）.北京：世界图书出版社，2021.

3.樊代明.整合肿瘤学（临床卷）.北京：科学出版社，2021.

4.Le Quintrec M，Pernin V et al. Endothelium structure and function in kidney health and disease. Nature Reviews Nephrology，2019，15（2）：87-108.

5.Pollak M R，Quaggin S E，Hoenig M P，et al. The glomerulus：the sphere of influence. Clinical journal of the American Society of Nephrology，2014，9（8）：1461-1469.

6.Matsuzaki T，Scotcher D，Darwich AS，et al. Towards Further Verification of Physiologically-Based Kidney Models：Predictability of the Effects of Urine-Flow and Urine-pH on Renal Clearance. Journal of Pharmacology and Experimental Therapeutics，2019，368（2）：157-168.

7. Acharya V，Olivero J. The Kidney as an Endocrine Organ. Methodist DeBakey cardiovascular journal，2018，14（4）：305-307.

8. 刘志红.肿瘤肾脏病学：推动医学的交叉融合发展.中华医学杂志，2019，99（10）：721-724.

9. 丁小强，陈晓泓.肿瘤肾脏病学：交叉学科的机遇与挑战.上海医学，2021，44（9）：628-632.

10. Malyszko J，Tesarova P，Capasso G，et al. The link between kidney disease and cancer：complications and treatment. Lancet，2020，396（10246）：277-287.

11. Alsharhan L，Beck L H Jr. Membranous Nephropathy：Core Curriculum 2021. Am J Kidney Dis，2021，77（3）：440-453.

12. Kim C S，Kim B，Suh S H，et al. Risk of Kidney Failure in Patients With Cancer：A South Korean Population-Based Cohort Study. Am J Kidney Dis，2022，79（4）：507-517.

13. 何丽娜，楼伊云，何金灿，等.慢性肾脏病患者肿瘤发病情况和相关危险因素.中华肾脏病杂志，2020，36（6）：487-491.

14.Rovin B H, Adler S G, Barratt J, et al. Executive summary of the KDIGO 2021 Guideline for the Management of Glomerular Diseases. Kidney Int, 2021, 100（4）: 753-779.

15.Gudsoorkar P, Langote A, Vaidya P, et al. Acute Kidney Injury in Patients With Cancer: A Review of Onconephrology. Adv Chronic Kidney Dis, 2021, 28（5）: 394-401.

16.Gupta S, Short S A P, Sise M E, et al. Acute kidney injury in patients treated with immune checkpoint inhibitors. J Immunother Cancer, 2021, 9（10）: e003467.

17. Izzedine H, Perazella M A. Anticancer Drug-Induced Acute Kidney Injury. Kidney Int Rep, 2017, 2（4）: 504-514.

18.Perazella M A. Onco-nephrology: renal toxicities of chemotherapeutic agents. Clin J Am Soc Nephrol, 2012, 7（10）: 1713-1721.

19.Nihei S, Asaka J, Takahashi H, et al. Bevacizumab Increases Endothelin-1 Production via Forkhead Box Protein O1 in Human Glomerular Microvascular Endothelial

Cells In Vitro. Int J Nephrol, 2021: 8381115.

20. Cortazar F B, Marrone K A, Troxell M L, et al. Clinico-pathological features of acute kidney injury associated with immune checkpoint inhibitors. Kidney Int, 2016, 90 (3): 638-647.

21. Ollero M, Sahali D. Inhibition of the VEGF signalling pathway and glomerular disorders. Nephrol Dial Transplant, 2015, 30 (9): 1449-1455.

22. Jhaveri K D, Sakhiya V, Fishbane S. Nephrotoxicity of the BRAF Inhibitors Vemurafenib and Dabrafenib. JAMA Oncol, 2015, 1 (8): 1133-1134.

23. Cortazar F B, Kibbelaar Z A, Glezerman I G, et al. Clinical Features and Outcomes of Immune Checkpoint Inhibitor-Associated AKI: A Multicenter Study. J Am Soc Nephrol, 2020, 31 (2): 435-446.

24. Launay-Vacher V, Aapro M, De Castro G Jr, et al. Renal effects of molecular targeted therapies in oncology: a review by the Cancer and the Kidney International Network (C-KIN). Ann Oncol. 2015, 26 (8): 1677-1684.

25.Wanchoo R, Bayer R L, Bassil C, et al. Emerging Concepts in Hematopoietic Stem Cell Transplantation—Associated Renal Thrombotic Microangiopathy and Prospects for New Treatments. Am J Kidney Dis, 2018, 72（6）: 857-865.

26.E Hoxha, L H Beck, Jr., et al. An Indirect Immunofluorescence Method Facilitates Detection of Thrombospondin Type 1 Domain—Containing 7A—Specific Antibodies in Membranous Nephropathy. J Am Soc Nephro, 2017, 28: 520-531.

27.C Zhang, M Zhang, D Chen, et al. Features of phospholipase A2 receptor and thrombospondin type-1 domain—containing 7A in malignancy—associated membranous nephropathy. J Clin Pathol, 2019, 72: 705-711.

28.T N Caza, S I Hassen, Z Dvanajscak, et al. NELL1 is a target antigen in malignancy—associated membranous nephropathy. Kidney Int, 2021, 99: 967-976.

29.Rosner M H, Jhaveri K D, McMahon B A, et al. Onconephrology: The intersections between the kidney and cancer.CA Cancer J Clin, 2021, 71（1）: 47-77.

30. Rosner M H, Perazella M A. Acute kidney injury in patients with cancer. New England Journal of Medicine, 2017, 376: 1770-1781.

31. Perazella M A, Shirali A C. Immune checkpoint inhibitor nephrotoxicity: what do we know and what should we do? Kidney Int, 2020, 97 (1): 62-74.

32. Perazella M A, Shirali A C. Nephrotoxicity of Cancer Immunotherapies: Past, Present and Future. J Am Soc Nephrol, 2018, 29 (8): 2039-2052.

33. Belliere J, Mazieres J, Meyer N, et al. Renal Complications Related to Checkpoint Inhibitors: Diagnostic and Therapeutic Strategies. Diagnostics (Basel), 2021, 11 (7): 1187.

34. Jhaveri K D, Rosner M H. Chimeric Antigen Receptor T Cell Therapy and the Kidney: What the Nephrologist Needs to Know. Clin J Am Soc Nephrol, 2018, 13 (5): 796-798

35. Kunogi H, Yamaguchi N, Terao Y, et al. Dosimetric predictors of nephrotoxicity in patients receiving extended-field radiation therapy for gynecologic cancer. Radiat

Oncol, 2021, 16（1）: 25.

36. Iff S, Craig J C, Turner R, et al. Reduced estimated GFR and cancer mortality. Am J Kidney Dis, 2014, 63（1）: 23-30.

37. Porta C, Bamias A, Danesh F R, et al. KDIGO Controversies Conference on onco-nephrology: understanding kidney impairment and solid-organ malignancies, and managing kidney cancer. Kidney Int, 2020, 98（5）: 1108-1119.

38. Dey S, Hamilton Z, Noyes S L, et al. Chronic Kidney Disease is More Common in Locally Advanced Renal Cell Carcinoma. Urology, 2017, 105: 101-107.

39. Casal M A, Nolin T D, Beumer J H. Estimation of Kidney Function in Oncology: Implications for Anticancer Drug Selection and Dosing. Clin J Am Soc Nephrol, 2019, 14（4）: 587-595.

40. Miyajima A, Yazawa S, Kosaka T, et al. Prognostic Impact of Renin-Angiotensin System Blockade on Renal Cell Carcinoma After Surgery. Ann Surg Oncol, 2015, 22（11）: 3751-3759.

41.Nyame Y A，Liang H，Arora H C，et al. Do Renin-Angiotensin Blockers Affect Renal Function and Cardiac Outcomes in Patients Undergoing Partial Nephrectomy? J Urol，2017，197（3 Pt 1）：566-573.

42.Sun H，Li T，Zhuang R，et al. Do renin-angiotensin system inhibitors influence the recurrence，metastasis，and survival in cancer patients? Evidence from a meta-analysis including 55 studies. Medicine（Baltimore），2017，96（13）：e6394.

43.Song T，Choi C H，Kim M K，et al. The effect of angiotensin system inhibitors（angiotensin-converting enzyme inhibitors or angiotensin receptor blockers）on cancer recurrence and survival：a meta-analysis. Eur J Cancer Prev，2017，26（1）：78-85.

44.Thavarajah S，Choi M J. The Use of Erythropoiesis-Stimulating Agents in Patients With CKD and Cancer： A Clinical Approach. Am J Kidney Dis，2019，74（5）：667-674.

45.中国医师协会肾脏内科医师分会肾性贫血指南工作组.中国肾性贫血诊治临床实践指南.中华医学杂志，

2021，101（20）：1463-1502.

46. Kidney Disease Improving Global Outcomes （KDIGO） Anemia Work Group. KDIGO Clinical Practice Gunidelne for Anemia in Chronic Kidney Disease. Kidney Int，2012：279-335.

47. Kozlowski L，Bielawska K，Zhymaila A，et al. Chronic Kidney Disease Prevalence in Patients with Colorectal Cancer Undergoing Surgery. Diagnostics 2022， 12， 2137.

48. Delaye M，Rousseau A，Try M，et al. Inclusion of patients with chronic kidney disease in randomized phase 3 clinical trials in patients with prostate，breast，lung，and colorectal cancer. Cancer Med，2022（26）.

49. 上海市肾内科临床质量控制中心专家组. 慢性肾脏病早期筛查、诊断及防治指南（2022年版）. 中华肾脏病杂志，2022：453-464.

50. Lees J S，Elyan B M P，Herrmann S M，et al. The 'other' big complication：how chronic kidney disease impacts on cancer risks and outcomes. Nephrol Dial Transplant，2022：gfac011.

51.Shirali A C, Sprangers B. Cancer Drug Dosing in Chronic Kidney Disease and Dialysis. Adv Chronic Kidney Dis, 2022, 29 (2): 208-216.

52.Yang K W, Xiong G Y, Li X S, et al. Prevalence of baseline chronic kidney disease in 2 769 Chinese patients with renal cancer: nephron-sparing treatment is still underutilized. World J Urol, 2014, 32 (4): 1027-1031.

53.Canter D, Kutikov A, Sirohi M, et al. Prevalence of baseline chronic kidney disease in patients presenting with solid renal tumors. Urology, 2011, 77 (4): 781-785.

54.Duan J Y, Duan G C, Wang C J, et al. Prevalence and risk factors of chronic kidney disease and diabetic kidney disease in a central Chinese urban population: a cross-sectional survey. BMC Nephrology, 2020, 21 (1): 115.

55.Zhang L, Wang F, Wang L, et al. Prevalence of chronic kidney disease in China: a cross-sectional survey. The lancet, 2012, 379 (9818): 815-822.

56. Kemlin D，Biard L，Kerhuel L，et al. Acute kidney injury in critically ill patients with solid tumours. Nephrol Dial Transplant，2018，33（11）：1997-2005.

57. Hoxha E，Wiech T，Stahl P R，et al. A Mechanism for Cancer-Associated Membranous Nephropathy. N Engl J Med，2016，374（20）：1995-1996.

58. Leeaphorn N，Kue A P P，Thamcharoen N，et al. Prevalence of cancer in membranous nephropathy：a systematic review and meta-analysis of observational studies. Am J Nephrol，2014，40（1）：29-35.

59. Ronco P，Debiec H. Membranous nephropathy：current understanding of various causes in light of new target antigens. Curr Opin Nephrol Hypertens，2021，30（3）：287-293.

60. Van De Louw A，Cohrs A，Leslie D. Clinical Features and Outcome of Thrombotic Microangiopathies：Comparison between Patients with and without Malignancy. Thromb Haemost，2021，121（5）：565-572.

61. Mamlouk O，Selamet U，Machado S，et al. Nephrotoxicity of immune checkpoint inhibitors beyond tubulointer-

stitial nephritis: single-center experience. J Immunother Cancer, 2019, 7（1）: 2.

62. Guo K, Wang Z, Luo R, et al. Association between chronic kidney disease and cancer including the mortality of cancer patients: national health and nutrition examination survey 1999-2014. Am J Transl Res, 2022, 14（4）: 2356-2366.

63. Jhaveri K D, Shah H H, Calderon K, et al. Glomerular diseases seen with cancer and chemotherapy: a narrative review. Kidney Int, 2013, 84（1）: 34-44.

64. Vogelzang J L, Van Stralen K J, Noordzij M, et al. Mortality from infections and malignancies in patients treated with renal replacement therapy: data from ERA -EDTA registry. Nephrol Dial Transplant, 2015, 30（6）: 1028-1037.

65. Vatsveen T K, Sponaas A M, Tian E, et al .Erythropoietin （EPO） -receptor signaling induces cell death of primary myeloma cells in vitro. J Hematol Oncol, 2016, 9（1）: 75.

66. Anna Julie Peired, Elena Lazzeri, Francesco Guzzi, et

al. From kidney injury to kidney cancer. Kidney International，2021，100：55-66.

67.陈大进，陈江华. 关注肾移植术后肿瘤的发生、诊断和个体化治疗. 中华医学杂志，2019，99（10）：3.

68.Cheung C Y，Tang S C W. An update on cancer after kidney transplantation. Nephrol Dial Transplant，2019，34（6）：914-920.

69.Au E H，Chapman J R，Craig J C，et al. Overall and Site-Specific Cancer Mortality in Patients on Dialysis and after Kidney Transplant. Journal of the American Society of Nephrology：JASN，2019，30（3）：471-480.

70.Buxeda A，Redondo-Pachón D，Pérez-Sáez M J，et al. Sex differences in cancer risk and outcomes after kidney transplantation. Transplantation reviews（Orlando，Fla），2021，35（3）：100625.

71.Acuna S A，Huang J W，Daly C，et al. Outcomes of Solid Organ Transplant Recipients With Preexisting Malignancies in Remission：A Systematic Review and Meta-Analysis. Transplantation，2017，101（3）：471-481.

72. Zheng R, Zhang S, Zeng H, et al. Cancer incidence and mortality in China, 2016. Journal of the National Cancer Center, 2022, 2 (1): 1-9.

73. Abdel-Nabey M, Chaba A, Serre J, et al. Tumor lysis syndrome, acute kidney injury and disease-free survival in critically ill patients requiring urgent chemotherapy. Ann Intensive Care, 2022, 12 (1): 15.

74. Wu Y, Chen J, Luo C, et al. Predicting the risk of postoperative acute kidney injury: development and assessment of a novel predictive nomogram. J Int Med Res, 2021, 49 (8): 1-11.

75. Bravi C A, Vertosick E, Benfante N, et al. Impact of Acute Kidney Injury and Its Duration on Long-term Renal Function After Partial Nephrectomy. Eur Urol, 2019, 76 (3): 398-403.

76. Hou Q, Yu X, Cheng Z, et al. Acute kidney injury after nephron sparing surgery and microwave ablation: focus on incidence, survival impact and prediction. Int J Hyperthermia, 2020, 37 (1): 470-478.

77. Gontero P, Mari A, Marra G, et al. Is partial nephrec-

tomy safe and effective in the setting of frail comorbid patients affected by renal cell carcinoma? Insights from the RECORD 2 multicentre prospective study. Urol Oncol, 2021, 39（1）: 78 e17-78 e26.

78. Lee Y, Ryu J, Kang M W, et al. Machine learning-based prediction of acute kidney injury after nephrectomy in patients with renal cell carcinoma. Sci Rep, 2021, 11（1）: 15704.

79. Martini A, Cumarasamy S, Beksac A T, et al. A Nomogram to Predict Significant Estimated Glomerular Filtration Rate Reduction After Robotic Partial Nephrectomy. Eur Urol, 2018, 74（6）: 833-839.

80. Rosiello G, Capitanio U, Larcher A. Acute kidney injury after partial nephrectomy: transient or permanent kidney damage? Impact on long-term renal function. Ann Transl Med, 2019, 7（Suppl 8）: S317.

81. Perazella M A, Dreicer R, Rosner M H. Renal cell carcinoma for the nephrologist. Kidney Int, 2018, 94（3）: 471-483.

82. Li Q, Huang Y, Zhang L, et al. Perioperative anemia

predicts kidney injury after partial nephrectomy. Investig Clin Urol，2022，63（5）：514-522.

83. 赵国臣，张彬，吴波，等. 肾部分切除术后慢性肾脏病发生及进展因素文献复习. 中华腔镜泌尿外科杂志（电子版），2021，15（02）：173-176.

84. 郑玮，寿建忠，马建辉，等. 根治性肾切除术后患者肾功能改变的长期观察. 中华泌尿外科杂志，2014，35（06）：433-437.

85. Huang W C，Donin N M，Levey A S，et al. Chronic Kidney Disease and Kidney Cancer Surgery：New Perspectives. J Urol，2020，203（3）：475-485.

86. Wenzel M，Yu H，Uhlig A，et al. Cystatin C predicts renal function impairment after partial or radical tumor nephrectomy. International Urology and Nephrology，2021，53（10）：2041-2049.

87. Tong Y，Liu X，Guan M，et al. Evaluation of Serological Indicators and Glomerular Filtration Rate Equations in Chinese Cancer Patients. Med Sci Monit，2017，23：2949-2960.

88. Zhang S，Qin Z，Bi H，et al. A "3S+f" Nephrometry

Score System to Predict the Clinical Outcomes of Laparo-scopic Nephron-Sparing Surgery. Front Oncol, 2022, 12：922082.

89. 韩松辰，宋宇轩，戴翔，等.热缺血时间对腹腔镜肾部分切除术后肾功能的影响.中华泌尿外科杂志，2022，43（05）：350-354.

90. 陈路遥，熊思途，邓文，等.机器人辅助腹腔镜与腹腔镜肾部分切除术治疗完全内生型肾肿瘤的疗效比较.中华泌尿外科杂志，2022，43（05）：335-338.

91. Li M，Cheng L，Zhang H，et al. Laparoscopic and Ro-botic-Assisted Partial Nephrectomy：An Overview of Hot Issues. Urol Int，2020，104（9-10）：669-677.

92. Kubota M，Yamasaki T，Murata S，et al. Surgical and functional outcomes of robot-assisted versus laparoscop-ic partial nephrectomy with cortical renorrhaphy omis-sion. Sci Rep，2022，12（1）：13000.

93. 吴震杰，张宗勤，徐红，等.肾动脉分支阻断与主干阻断在机器人辅助腹腔镜肾部分切除术治疗早期肾癌中的疗效对比.中华泌尿外科杂志，2019（05）：328-332.

94. 汪月明，蔡文，张进，等.分支阻断技术在机器人辅助腹腔镜肾部分切除术治疗肾门部肿瘤中的应用.中华泌尿外科杂志，2020，41（12）：892-895.

95. 沈周俊，张小华，王先进，等.Off-clamping技术在机器人辅助腹腔镜肾部分切除术中的应用.中华泌尿外科杂志，2018，39（02）：87-90.

96. Deng W，Liu X，Hu J，et al. Off-clamp partial nephrectomy has a positive impact on short- and long-term renal function：a systematic review and meta-analysis. BMC Nephrol，2018，19（1）：188.

97. Liu P，Li Y，Shi B，et al. The Outcome of Sutureless in Partial Nephrectomy：A Systematic Review and Meta-Analysis. Biomed Res Int，2022：5260131.

98. 杨诚，梁朝朝，等.安徽医科大学第一附属医院泌尿外科：高级成像技术在机器人辅助腹腔镜肾部分切除术中的应用进展.中华泌尿外科杂志，2019（05）：395-397.

99. 刘学武，周志敏，姜德建，等.金水宝片对顺铂所致大鼠急性肾损伤的保护作用及机制.中国药科大学学报，2020，51（01）：76-83.

100.Xia C，Dong X，Li H，et al. Cancer statistics in China and United States，2022：profiles，trends，and determinants. Chin Med J（Engl），2022，135（5）：584-590.

101.Chen C，He H，Yu Z，et al. Renal and retroperitoneal metastasis from prostate adenocarcinoma：a case report. World J Surg Oncol，2016，14：74.

102.Kurtul N，Resim S，Koçarslan S. Giant renal metastasis from prostate cancer mimicking renal cell carcinoma. Turk J Urol，2018，44（4）：367-369.

103.Lapi F，Azoulay L，Niazi M T，et al. Androgen deprivation therapy and risk of acute kidney injury in patients with prostate cancer. JAMA，2013，310（3）：289-296.

104.Kbirou A，Hagguir H，Moataz A，et al. Acute renal failure and bladder tumors，about 106 cases. Nephrol Ther，2022，18（3）：202-206.

105.Zhong X，Pan Y，Xiong Y，et al. Preoperative hydronephrosis represents an unfavorable prognostic factor in muscle-invasive bladder cancer patients undergoing radical cystectomy from a single high-volume center. Asian J Surg, 2022.

106. Patel V G, Oh W K, Galsky M D. Treatment of muscle-invasive and advanced bladder cancer in 2020. CA Cancer J Clin, 2020, 70 (5): 404-423.

107. Tanaka T, Shindo T, Hashimoto K, et al. Management of hydronephrosis after radical cystectomy and urinary diversion for bladder cancer: A single tertiary center experience. Int J Urol, 2022, 29 (9): 1046-1053.

108. Lone Z, Zhang A, Benidir T, et al. The role of enhanced recovery after surgery protocols in the development of acute kidney injury following radical cystectomy. Urol Oncol, 2022, 40 (10): 453 e1- e7.

109. Eriksson V, Holmlund J, Wiberg E, et al. Adverse events during neoadjuvant chemotherapy for muscle invasive bladder cancer-a Swedish retrospective multicentre study of a clinical database. Transl Androl Urol, 2022, 11 (8): 1105-1115.

110. Basile G, Bandini M, Gibb E A, et al. Neoadjuvant

pembrolizumab and radical cystectomy in patients with muscle-invasive urothelial bladder cancer：3-year median follow-up update of PURE-01 trial. Clin Cancer Res，2022.

111.Seethapathy H，Street S，Strohbehn I，et al. Immune-related adverse events and kidney function decline in patients with genitourinary cancers treated with immune checkpoint inhibitors. Eur J Cancer，2021，157：50-58.

112.Rouprêt M，Babjuk M，Burger M，et al. European Association of Urology Guidelines on Upper Urinary Tract Urothelial Carcinoma：2020 Update. Eur Urol，2021，79（1）：62-79.

113.中国医师协会泌尿外科医师分会肿瘤专业委员会，中国医师协会泌尿外科医师分会上尿路尿路上皮癌（CUDA-UTUC）协作组.上尿路尿路上皮癌诊断与治疗中国专家共识.中华泌尿外科杂志，2018，39（7）：485-488.

114.中国抗癌协会泌尿男性生殖系统肿瘤专业委员会微创学组.上尿路尿路上皮癌外科治疗中国专家共识.

现代泌尿外科杂志，2018，23（11）：826-829.

115. Rouprêt M，Babjuk M，Compérat E，et al. European As-sociation of Urology Guidelines on upper urinary tract urothelial carcinoma：2017 Update. Eur Urol，2018，73（1）：111-122 .

116. 郑茜子，高碧霞，喻小娟，等. 胸腺瘤相关性肾小球病12例临床及病理特点分析. 中华肾脏病杂志，2018，34（8）：587-591.

117. Yang L，Xing G，Wang L，et al. Acute kidney injury in China：across-sectional survey. Lancet，2015，386（10002）：1465-1471.

118. 谢乙宁，于玲，谭宏宇. 结直肠恶性肿瘤根治术后急性肾损伤的危险因素. 中华麻醉学杂志，2021，41（04）：430-433.

119. Zafar W，Kalra K，Ortiz-Melo D I. Oncosurgery-Related Acute Kidney Injury. Adv Chronic Kidney Dis，2022，29（2）：161-170.

120. Kala J，Finkel K W. Onconephrology. Critical Care Clinics，2021，37（2）：365-384.

121. Zorrilla-Vaca A，Mena G E，Ripolles-Melchor J，et

al. Risk factors for acute kidney injury in an enhanced recovery pathway for colorectal surgery. Surg Today, 2021, 51 (4): 537-544.

122. Stahl C C, Schwartz P B, Ethun C G, et al. Renal Function After Retroperitoneal Sarcoma Resection with Nephrectomy: A Matched Analysis of the United States Sarcoma Collaborative Database. Ann Surg Oncol, 2021, 28 (3): 1690-1696.

123. 赵婧菲，石小倩，侯小丫，等.原发性肝癌伴癌综合征的临床类型及相关机制的研究进展.中华肝胆外科杂志，2022，28（1）：71-76.

124. Shahzad M A, Baxi P V, Rodby R A. The Challenges of Diagnosing Nondilated Obstructive Uropathy: A Case Report. Can J Kidney Health Dis, 2022, 9: 20543581221086683.

125. Ishii T, Fujimaru T, Nakano E, et al. Association between chronic kidney disease and mortality in stage IV cancer. Int J Clin Onco, 2020, 25 (9): 1587-1595.

126. Soisson S, Ganz P A, Gaffney D, et al. Long-term, adverse genitourinary outcomes among endometrial can-

cer survivors in a large, population-based cohort study. Gynecol Onco, 2018, 148 (3): 499-506.

127. Chang C P, Chen Y, Blackburn B, et al. Genitourinary disease risks among ovarian cancer survivors in a population-based cohort study. Gynecol Oncol, 2020, 157 (2): 529-535.

128. Folkard S S, Banerjee S, Menzies-Wilson R, et al. Percutaneous nephrostomy in obstructing pelvic malignancy does not facilitate further oncological treatment. Int Urol Nephrol, 2020, 52 (9): 1625-1628.

129. 樊代明, 等. 神经内分泌肿瘤.CACA指南, 2022: 1091-1142.

130. Rindi G, Mete O, Uccella S, et al. Overview of the 2022 WHO Classification of Neuroendocrine Neoplasms. Endocr Pathol, 2022, 33 (1): 115-154.

131. Yi Z, Liu R, Hu J, et al. Clinicopathologic Features and Survival Outcomes for Primary Renal Neuroendocrine Neoplasms. Clin Genitourin Cancer, 2021, 19 (2): 155-161.

132. Królewicz K, Steć Z, Niemczyk S. Hypercalcemia in

the nephrology department patients - incidence, etiology and impact on renal function. Pol Merkur Lekarski, 2021, 49 (289): 9-12.

133. Morel A, Meuleman M S, Moktefi A, et al. Renal Diseases Associated with Hematologic Malignancies and Thymoma in the Absence of Renal Monoclonal Immunoglobulin Deposits. Diagnostics (Basel), 2021, 11 (4): 710.

134. 王伊娜，董葆，李欣，等. 白血病肾损害患者的临床病理特征研究. 中国全科医学, 2022, 25 (8): 956-962.

135. Ahmed S, Blanco P, MacDonald D A, et al. The Case | Nephrotic syndrome in a patient with chronic lymphocytic leukemia. Kidney Int, 2021, 99 (3): 777-778.

136. Kimura Y, Kiyota K, Koga H, et al. Renal lesions mimicking acute focal bacterial nephritis in pediatric leukemia. Pediatr Int, 2022, 64 (1): e14838.

137. Aratani S, Aburakawa S, Ryotokuji T, et al. Primary Tumor Infiltration and Severe Acute Kidney Injury in Patients with Acute Myeloblastic Leukemia. J Nippon

Med Sch，2020，87（1）：43-48.

138.Chiniwalar A，Fernando M E，Sujit S，et al. Rhabdo-myolysis Induced Acute Kidney Injury in Acute My-eloid Leukemia：An Unusual Association. Saudi J Kid-ney Dis Transpl，2020，31（4）：877-880.

139. Büttner-Herold M，Sticht C，Wiech T，et al. Renal disease associated with myeloproliferative neoplasms and myelodysplastic syndrome／myeloproliferative neo-plasms. Histopathology，2021，78（5）：738-748.

140. Maraj A，MacEneaney O，Doyle B，et al. Lysozyme-induced nephropathy：a rare manifestation of chronic myelomonocytic leukaemia. Br J Haematol，2020，189（3）：393.

141. Asano M，Hase H，Naruse Y，et al. A rare cause of acute kidney injury with chronic myelomonocytic leuke-mia. CEN Case Rep，2021，10（3）：320-325.

142.Sun C Y，Lin C C，Liao I C，et al. Acute kidney inju-ry in a man with chronic myelomonocytic leukemia. J Nephrol，2022，35（4）：1303-1304.

143.Zhao T，Hu N，Yu X，et al. Case Report：Endocapillary Glomerulopathy Associated With Large Granular T Lymphocyte Leukemia. Front Immunol, 2022, 12: 810223.

144. 王冲, 李月红. 利妥昔单抗治疗慢性淋巴细胞白血病合并膜性肾病一例. 中华肾脏病杂志, 2021, 37 (3): 232-233.

145. Bridoux F, Cockwell P, Glezerman I, et al. Kidney injury and disease in patients with haematological malignancies. Nat Rev Nephrol, 2021, 17 (6): 386-401.

146. Zhang D, Zhang C, Bian F, et al. Clinicopathological features in membranous nephropathy with cancer: a retrospective single center study and literature review. Int J Biol Markers, 2019, 34 (4): 406-413.

147. Zhang C M, Zhang M C, Chen D C, et al. Features of phospholipase A2 receptor and thrombospondin type 1 domain-containing 7A in malignancy -associated membranous nephropathy. J Clin Pathol, 2019, 72 (10): 705-711.

148. 郑茜子, 高碧霞, 俞小娟, 等. 胸腺瘤相关性肾小球病12例临床及病理特点分析. 中华肾脏病杂志,

2018, 34 (8): 587-591.

149.Song J, Jiang F, Liu H, et al. Effect factors related to a high probability of hemodialysis independence in newly diagnosed multiple myeloma patients requiring hemodialysis. J Clin Lab Anal, 2020, 34 (2): e23057.

150.Bridoux F, Arnulf B, Karlin L, et al. Randomized Trial Comparing Double Versus Triple Bortezomib-Based Regimen in Patients With Multiple Myeloma and Acute Kidney Injury Due to Cast Nephropathy. J Clin Oncol, 2020, 38 (23): 2647-2657.

151.Moreau P, Attal M, Hulin C, et al. Bortezomib, thalidomide, and dexamethasone with or without daratumumab before and after autologous stem-cell transplantation for newly diagnosed multiple myeloma (CASSIOPEIA): a randomised, open-label, phase 3 study. Lancet, 2019, 394 (10192): 29-38.

152.Usmani S Z, Kumar S, Plesner T, et al. Efficacy of Daratumumab, Lenalidomide, and Dexamethasone in Transplant-Ineligible Patients with Newly Diagnosed Multiple Myeloma and Impaired Renal Function from the Phase 3 Maia Study Based on Lenalidomide Starting Dose. Blood，2021，138：1646.

153. 中华医学会血液学分会浆细胞疾病学组，中国医师协会多发性骨髓瘤专业委员会. 中国多发性骨髓瘤自体造血干细胞移植指南（2021年版）. 中华血液学杂志，2021，42（5）：353-357.

154. Dimopoulos M A，Mikhael J，Terpos E，et al. An overview of treatment options for patients with relapsed/refractory multiple myeloma and renal impairment. Ther Adv Hematol，2022：20406207221088458.

155. Lameire N，Vanholder R，Van Biesen W，et al. Acute kidney injury in critically ill cancer patients：an update. Critical care，2016，20（1）：1-12.

156. Mahamud O，So J，Chua M L K，et al. Targeting DNA repair for precision radiotherapy：Balancing the therapeutic ratio. Current problems in cancer，2017，41（4）：265-272.

157. Humphreys B D. Annual review of physiology. Mechanisms of Renal Fibrosis，2018，80：309-326.

158. Goligorsky M S. Chronic Kidney Disease：A Vicarious

Relation to Premature Cell Senescence. The American journal of pathology, 2020, 190（6）: 1164-1171.

159.Wang J Y J. Cell Death Response to DNA Damage. The Yale journal of biology and medicine, 2019, 92（4）: 771-779.

160.Klaus R, Niyazi M, Lange-sperandio B. Radiation-induced kidney toxicity: molecular and cellular pathogenesis. Radiation oncology（London, England）, 2021, 16（1）: 43.

161.Jayson G C, Kerbel R, Ellis L M, et al. Antiangiogenic therapy in oncology: current status and future directions. Lancet, 2016, 388（10043）: 518-529.

162.Estrada C C, Maldonado A, Mallipattu S K. Therapeutic Inhibition of VEGF Signaling and Associated Nephrotoxicities. J Am Soc Nephrol, 2019, 30（2）: 187-200.

163.Izzedine H, Mangier M, Ory V, et al. Expression patterns of RelA and c-mip are associated with different glomerular diseases following anti-VEGF therapy. Kidney Int, 2014, 85（2）: 457-470.

164.Nihei S, Sato J, Harada T, et al. Antiproteinuric effects of renin-angiotensin inhibitors in lung cancer patients receiving bevacizumab. Cancer Chemother Pharmacol, 2018, 81 (6): 1051-1059.

165.Zamorano J L, Lancellotti P, Rodriguez Muoz D, et al. 2016 ESC Position Paper on cancer treatments and cardiovascular toxicity developed under the auspices of the ESC Committee for Practice Guidelines: The Task Force for cancer treatments and cardiovascular toxicity of the European Society of Cardiology (ESC) . Eur Heart J, 2016, 37 (36): 2768-2801.

166.Zhou Y, Castonguay P, Sidhom E H, et al. A small-molecule inhibitor of TRPC5 ion channels suppresses progressive kidney disease in animal models. Science, 2017, 358 (6368): 1332-1336.

167.Zhong Y, Lee K, Deng Y, et al. Arctigenin attenuates diabetic kidney disease through the activation of PP2A in podocytes. Nat Commun, 2019, 10 (1): 4523.

168.Perico L, Mandala M, Schieppati A, et al. BRAF Signaling Pathway Inhibition, Podocyte Injury, and Nephrotic Syndrome. Am J Kidney Dis, 2017, 70（1）: 145-150.

169.Seethapathy H, Lee M D, Strohbehn I A, et al. Clinical features of acute kidney injury in patients receiving dabrafenib and trametinib. Nephrol Dial Transplant, 2022, 37（3）: 507-514.

170.Jansen Y J, Janssens P, Hoorens A, et al. Granulomatous nephritis and dermatitis in a patient with BRAF V600E mutant metastatic melanoma treated with dabrafenib and trametinib. Melanoma Res, 2015, 25（6）: 550-554.

171.Izzedine H, Brocheriou I, Amoura Z, et al. Acute Tubular Injury and Renal Arterial Myocyte Vacuolization Following Crizotinib Administration. Kidney Int Rep, 2021, 6（2）: 526-528.

172.Malyszko J, Kozlowska K, Kozlowski L, et al. Nephrotoxicity of anticancer treatment. Nephrol Dial Transplant, 2017, 32（6）: 924-936.

173.Moentenich V, Gebauer F, Comut E, et al. Claudin 18.2 expression in esophageal adenocarcinoma and its potential impact on future treatment strategies. Oncol Lett, 2020, 19（6）: 3665-3670.

174. Sahin U, Tmreci, Manikhas G, et al. FAST: a randomised phase II study of zolbetuximab （IMAB362）plus EOX versus EOX alone for first-line treatment of advanced CLDN18.2 – positive gastric and gastro-oesophageal adenocarcinoma. Ann Oncol, 2021, 32（5）: 609-619.

175. Ding M, Ma S, Tang X, et al. Oliguric acute kidney injury after microwave ablation of large liver tumors: incidence and preventive measures. International Journal of Hyperthermia, 2019, 35（1）: 141-149.

176. Mou Z, Guan T, Chen L. Acute Kidney Injury in Adult Patients With Hepatocellular Carcinoma After TACE or Hepatectomy Treatment. Frontiers in Oncology, 2022: 627895.

177. Gao L, Lin Y, Wang S, et al. Chronotoxicity of Semen Strychni is associated with circadian metabolism and transport in mice. J Pharm Pharmacol, 2021, 73（3）: 398-409.

178.闫潇，马骏，张楠，等.马钱子总生物碱致肾毒性模型建立及甘草内生菌代谢产物减毒作用对比.中药药理与临床，2022，38（04）：121-126.

179.Ji H，Hu J，Zhang G，et al. Aristolochic acid nephropathy：A scientometric analysis of literature published from 1971 to 2019. Medicine（Baltimore），2021，100（27）：e26510.

180.李彦桥，黄婉奕，梁雨生，等.芦荟大黄素对小鼠肾毒性的作用机制.中国实验方剂学杂志，2019，25（11）：48-53.

181.胡樱凡，黄婉奕，李彦桥，等.大黄酸对小鼠肾脏的毒性机制.中国实验方剂学杂志，2019，25（11）：54-59.

182.王丹，贾德贤，李真真，等.草乌的安全性评价与风险控制措施的探讨.中国中药杂志，2018，43（15）：3093-3100.

183.冯雪，方赛男，高雨鑫，等.根据CONSORT HARMs声明评价雷公藤制剂相关肾毒性RCT的报告质量.中国中药杂志，2018，43（03）：440-445.

184.王帆，王静，黄恺，等.马兜铃酸I致急性肾损伤的分子机制研究. 天然产物研究与开发，2022，34（05）：848-855.

185. Cheson B D, Heitner Enschede S, Cerri E, et al. Tumor Lysis Syndrome in Chronic Lymphocytic Leukemia with Novel Targeted Agents. Oncologist, 2017, 22（11）：1283-1291.

186. Calvo Villas J M. Tumour lysis syndrome. Med Clin（Barc），2019，152（10）：397-404.

187. Howard S C, Trifilio S, Gregory T K, et al. Tumor lysis syndrome in the era of novel and targeted agents in patients with hematologic malignancies：a systematic review. Ann Hematol, 2016, 95（4）：563-573.

188. Belay Y, Yirdaw K, Enawgaw B. Tumor Lysis Syndrome in Patients with Hematological Malignancies. J Oncol, 2017：9684909.

189. Cooper, C, Chapurlat, R, Al-Daghri, N, et al. Safety of Oral Non-Selective Non-Steroidal Anti-Inflammatory Drugs in Osteoarthritis：What Does the Literature Say? 2019：15-24.

190. Davison S N. Clinical Pharmacology Considerations in

Pain Management in Patients with Advanced Kidney Failure.Clin J Am Soc Nephrol, 2019: 917-931.

191.Subedi M, Bajaj S, Kumar M S, et al. An overview of tramadol and its usage in pain management and future perspective, Biomed Pharmacother, 2019, 111: 443-451.

192.Ali H A, Afifi M, Saber T M, et al. Neurotoxic, Hepatotoxic and Nephrotoxic Effects of Tramadol Administration in Rats, J Mol Neurosci, 2020, 70: 1934-1942.

193.Borrego Utiel F J, Luque Barona R, Pérez Del Barrio P, et al. Acute Kidney Injury due to granulomatous interstitial nephritis induced by tramadol administration, Nefrologia (Engl Ed), 2018, 38: 227-228.

194.Mousavi K, Manthari R K, Najibi A, et al. Mitochondrial dysfunction and oxidative stress are involved in the mechanism of tramadol-induced renal injury.Curr Res Pharmacol Drug Discov, 2021, 2: 100049.

195.Amini R, Rahimpour E, Jouyban A. Determination of morphine and its metabolites in the biological samples:

an updated review, Bioanalysis, 2020, 12: 1161-1194.

196. American Geriatrics Society 2019 Updated AGS Beers Criteria® for Potentially Inappropriate Medication Use in Older Adults. J Am Geriatr Soc, 2019, 67: 674-694.

197. Coluzzi, F. Assessing and Treating Chronic Pain in Patients with End-Stage Renal Disease. Drugs, 2018, 78: 1459-1479.

198. Cheng L, Ge M, Lan Z, et al. Zoledronate dysregulates fatty acid metabolism in renal tubular epithelial cells to induce nephrotoxicity, Archives of Toxicology, 2018, 92, 469-485.